耐火材料生产企业职业病危害防治指南

高子清　刘　骥　高守超　高世民　编著

应急管理出版社

·北　京·

图书在版编目（CIP）数据

耐火材料生产企业职业病危害防治指南/高子清等编著.
－－北京：应急管理出版社，2019
ISBN 978 - 7 - 5020 - 6688 - 8

Ⅰ.①耐…　Ⅱ.①高…　Ⅲ.①耐火材料—工业企业—
职业病—防治—指南　Ⅳ.①R135 - 62

中国版本图书馆 CIP 数据核字（2019）第 066405 号

耐火材料生产企业职业病危害防治指南

编　　著	高子清　刘　骥　高守超　高世民
责任编辑	尹忠昌　曲光宇
编　　辑	王　晨
责任校对	邢蕾严
封面设计	罗针盘

出版发行　应急管理出版社（北京市朝阳区芍药居 35 号　100029）
电　　话　010 - 84657898（总编室）　010 - 84657880（读者服务部）
网　　址　www. cciph. com. cn
印　　刷　北京市庆全新光印刷有限公司
经　　销　全国新华书店

开　　本　710mm×1000mm$^1/_{16}$　印张　11$^3/_4$　字数　146 千字
版　　次　2019 年 4 月第 1 版　2019 年 4 月第 1 次印刷
社内编号　20180386　　　　定价　28.00 元

序

耐火材料是钢铁、有色、石化、建材、机械、电力乃至国防等涉及高温工业的重要基础材料，耐火材料的技术进步对高温工业的发展起着不可替代的作用。多年来，随着经济的高速增长，钢铁、水泥、平板玻璃、化工、纺织、有色金属、造纸等基础产业的产能快速增加，我国耐火材料工业也迅速发展起来。根据中国耐火材料行业协会统计，2016 年全国耐火材料产量 2391.24 $\times 10^4$ t 左右。其中：致密定型耐火制品为 1358.52 $\times 10^4$ t；保温隔热耐火制品为 46.72 $\times 10^4$ t；不定型耐火制品为 985.99 $\times 10^4$ t。目前，我国有耐火材料生产企业 2000 多家。其中，绝大多数是民营中小型企业，在耐火材料行业中占有主导地位。

耐火材料生产以大量的矿产资源为原料，生产过程中需要经过采矿、破碎、细磨、配料、成型、烧成等多道工序，在此过程中会产生大量粉尘、噪声、高温、化学毒物等多种职业病危害因素。根据耐火材料生产所采用的原材料和生产工艺特点，以及可能产生的职业病危害的风险程度，国家有关职业卫生监督管理部门将耐火材料行业确定为职业病危害严重的行业之一。

2015 年，国家有关职业卫生监督管理部门组织对部分地区的 23 家耐火材料生产企业进行了调研检测。从检测结果看，大

1

多数工作场所的粉尘属于职业病危害严重的二氧化硅粉尘，相当多的耐火材料生产企业粉尘浓度超过国家职业卫生标准限值，最高超标140倍；同时，相当多的工作场所化学毒物、噪声、高温等职业病危害因素超过国家职业卫生标准。作业人员长期接触这些职业病危害因素会导致尘肺病、毒物中毒、职业性耳聋等职业病。一旦罹患这些职业病，将很难或无法治愈，作业人员的健康受到严重损害甚至生命威胁。

从调研检测情况看，相当多的耐火材料生产企业对生产一线作业人员的职业健康问题重视不够，职业病危害防治主体责任意识淡漠，职业病防治工作做得不好，职业卫生管理缺失，主要表现在以下6个方面：

第一，相当多的企业对职业病危害防治工作不重视，对职业病危害认识不到位，社会责任感不强。主要负责人和管理人员及劳动者对职业病危害防治缺乏基本的认识，没有建立、健全职业病防治责任制，没有设置或者指定职业健康管理机构或者配备专兼职的职业健康管理人员。而一旦发现员工有职业病先兆，即被解雇，得不到及时治疗，给社会造成不稳定因素。

第二，多数中小型企业生产工艺设备落后，职业病防护措施不完善，工人作业环境恶劣。比如，搅拌破碎设备的密闭性不好，防尘效果差。多数企业没有按照国家有关职业卫生监督管理部门的规定，进行职业病危害因素的日常监测和定期检测，不能及时发现超标的职业病危害因素种类及浓度。

第三，相当多的企业职业健康管理制度不健全，职业健康监护缺失。没有建立、健全职业健康管理制度和操作规程。没有组织从事接触职业病危害作业的人员进行职业健康检查，没有为作业人员提供个体防护用品或提供的防护用品不符合国家职业卫生标准要求等。

第四，多数中小型企业职业健康培训不到位。没有对作业人员进行上岗前的职业健康培训和在岗期间的定期职业健康培训，作业人员不了解本岗位职业病危害因素的种类、分布、防护措施、注意事项和应急处置措施等知识。

第五，相当多的企业作业人员文化程度偏低。尤其是中小型耐火材料企业作业人员，多数文化层次不高，学习和掌握知识的能力较差，自我保护意识淡薄，并且流动性大，劳动关系不稳定，客观上增加了职业病防治工作的难度。

第六，多数中小型企业用工制度混乱。不与作业人员签订劳动合同，企业季节性、临时性组织生产，工作流动性、随意性大。

由此可见：目前耐火材料生产企业的职业病危害状况十分严重，必须采取严格有效的防范措施加以控制。

为了帮助耐火材料生产企业主要负责人和职业病危害防治管理人员及广大劳动者学习、了解、掌握职业病危害防治的基本知识，提高对职业病危害防治工作的认识，增强防范职业病危害的能力，提高职业病危害防治的管理水平，保护广大劳动者的职业健康，编者结合耐火材料生产企业的实际情况，编写了《耐火材料生产企业职业病危害防治指南》一书，以便为耐火材料生产企业的负责人和管理人员及广大劳动者在防治职业病危害时提供帮助。本书共分4章，编写的主要思路是按照人们认知问题的逻辑思维关系，从讲解介绍耐火材料生产企业存在的职业病危害及其可能导致的职业病开始，循序阐述各个生产环节中所存在的职业病危害及其防控技术措施，近而讲述耐火材料生产企业防控职业病危害的管理方法手段，最后介绍职业病危害个体防护用品的选用原则和使用方法。这种编写程序，有利于提高本书的针对性和实用性，使读者在阅读本书过程中提高对职业病危害防治工作的认识，增强防控职业病危害的技术能力，提升防控职业病危害的管理水平，掌握防范职业病危害个体防护用品的选用方法，从而达到全面提升耐火材料生产企业职业病危害防治能力的目的，减少和降低职业病危害的致病风险，遏制和减少职业病危害事故的发生，保障广大劳动者的职业健康权益。

本书第一章题目为耐火材料生产企业职业病危害及其可导致的职业病。介绍了耐火材料生产企业在生产过程中存在的主要职业病危害因素，如耐火材料生产企业在生产过程中存在有粉尘，化学毒物（一氧化碳、二氧化硫、氮氧化物），物理有害因素（噪声、高温、手传振动）等职业病危害因素，长期接触这些职业病危害因素，很可能导致作业人员罹患尘肺病、一氧化碳中毒、二氧化硫中毒、氮氧化物中毒、噪声聋、中暑、手臂振动病等职业性疾病。同时介绍主要职业病危害的来源途径、危害机理、中毒表现、职业限值、急救措施等。目的是使读者加深对职业病危害的了解，提高对防治职业病危害重要性的认识，增强主动防治职业病危害的自觉性。

本书第二章题目为耐火材料生产过程职业病危害及其防治措施。介绍了耐火材料生产企业不同生产环节所存在的职业病危害，如耐火原料加工生产（包括选矿、干燥、燃烧、破碎和筛分），烧结耐火材料生产（包括原材料破碎、配料、混练、成型、干燥、烧成），不烧结耐火材料生产（包括原材料破碎、原料混合、成型），散状耐火材料生产（包括浇注、涂抹、捣打、挤压和喷射），熔铸耐火材料生产（包括配料、熔化、模型、浇铸、退火、精加工），熔融喷吹耐火材料生产（包括配料、熔化、喷吹）等各个生产环节中存在的粉尘、化学毒物、物理有害因素等各类职业病危害，以及这些职业病危害因素的防治措施。目的是使读者了解各个生产环节中存在和产生的职业病危害，掌握各种职业病危害的防治措施，提高防治不同种类职业病危害的技术能力。

本书第三章题目为耐火材料生产企业职业病危害防治管理。介绍了耐火材料生产企业做好职业病危害防治在管理方面应当采取的措施和办法，从职业卫生管理基本要求、建设项目职业病危害防护设施管理、职业病危害告知与警示标识、职业病危害个体防护用品管理、职业健康监护管理、职业病危害防治管理其他工作等6个方面，对职业病危害防治管理工作提出了系统性规范性要求，目的是使读者全面了解耐火材料生产企业职业病危害防治的各项管理工作，掌握管理工作的主要内容和基本要求以及方法手段，提高职业卫生管理能力，提升耐火材料生产企业职业病危害防治管理水平。

本书第四章题目为职业病危害个体防护用品及其选用。针对耐火材料生产企业的职业病危害防护特点，从呼吸防护用品及其选用、听力防护用品及其选用、高温防护用品及其选用、其他类防护用品及其选用4个方面，系统地介绍了各类职业病危害个体防护用品的基本功能和选用原则，并结合耐火材料生产企业实际，对防尘口罩过滤元件级别、适用的防尘范围做了详细说明；对防毒过滤元件分类和标色、防护气体类型、使用场所也做了详细说明。目的是使读者通过对职业病危害个体防护用品的全面了解，掌握耐火材料生产企业选用职业病危害个体防护用品的基本原则和正确方法，为正确配备、合理使用个体防护用品奠定基础，提高职业病危害个体防护用品选用水平，保证防护用品的防护效果，提升个体防护用品的管理水平，进而达到保障劳动者职业健康的目的。

针对相当多的耐火材料生产企业特别是大量的中小企业不了解《中华人民共和国职业病防治法》的实际情况，本书最后附加了《中华人民共和国职业病防治法》全文，以利于企业负责人和管理人员及广大劳动者学习、了解、掌握使用。同时，对与职业病防治有关的其他法规、规章、规范性文件、相关国家标准、职业卫生标准、行业标准，用附录的形式进行列举，以便为读者查阅相关资料时提供便利；并将常用的职业病危害警示标识和常规设置地点以列举的形式做了附加，以方便和规范企业的使用。

本书既可作为耐火材料生产企业负责人员、职业卫生管理人员、劳动作业人员，以及职业卫生监督管理部门监管人员的学习用书，也可作为耐火材料生产企业对从业人员进行职业卫生培训的教学用书。

由于编者水平有限，书中难免存在错误、疏漏和不当之处，敬请各位读者和同仁提出宝贵意见。

编　者

2019 年 3 月

目　　录

第一章　耐火材料生产企业职业病危害及其可导致的职业病

本章主要介绍耐火材料企业在生产过程中存在的主要职业病危害，以及这些职业病危害对劳动者可能造成的职业伤害，以此引起广大读者对耐火材料生产企业职业病危害的重视，提高防范职业病危害的意识。耐火材料企业生产过程主要存在有矿物粉尘、化学毒物、物理有害因素等职业病危害因素，长期接触这些职业病危害因素，很有可能导致作业人员罹患尘肺病、化学毒物中毒、职业性耳聋、手臂振动病等职业性疾病。本章共分三节，主要介绍了粉尘危害及其可导致的职业病，化学有害因素及其可导致的职业病，物理有害因素及其可导致的职业病。

职业病危害，是指对从事职业活动的劳动者可能导致职业病的各种危害。职业病危害因素包括：职业活动中存在的各种有害的化学、物理、生物因素以及在作业过程中产生的其他职业有害因素。

第一节　粉尘危害及其可导致的职业病

本节主要介绍耐火材料生产粉尘的来源、耐火材料生产粉尘的危害，尘肺病的临床表现与治疗、耐火材料生产粉尘的接触限值以及现场监测等内容，介绍了粉尘的致病机理，简述了粉尘的分类，介绍了粉尘浓度的测

1

定方法。

一、耐火材料生产粉尘的来源

粉尘是指悬浮在空气中的固体微粒。在生产过程中形成的，并能长时间悬浮在空气中的固体颗粒，称为生产性粉尘。国际标准化组织规定，粒径小于 75 μm 的固体悬浮物定义为粉尘。

耐火材料生产粉尘来源于生产过程中的原料制备、破碎、粉碎、筛分、混炼、烧窑、出窑、装车等各个环节，主要包括矽尘、石灰石粉尘、石膏粉尘、煤尘、陶工粉尘等，其中含有游离二氧化硅等化学物质，是污染作业环境、损害人体健康的主要职业病危害因素。

二、耐火材料生产粉尘的危害

粉尘对人的身体健康都是有害的，特别是对呼吸系统的伤害尤为严重。

（一）粉尘对身体的损害

在生产环境中长期吸入生产性无机粉尘，很可能会罹患以肺组织纤维化改变为主的肺部疾病即尘肺病，一旦发生尘肺，则肺部的纤维化将不可逆转，会对身体造成终生伤害，因此必须予以高度重视。粉尘也会引发呼吸系统炎症，当粉尘作为异物进入人体后，人体具有的本能的排异反应，在粉尘沉积的部位会聚集大量的巨噬细胞，导致炎性反应，引起粉尘性支气管炎、肺炎、鼻炎和支气管哮喘等疾病。职业病调查结果表明，粉尘作业人员慢性支气管炎等呼吸道疾病发病率增加。皮肤长期接触粉尘也可引起粉刺、毛囊炎、脓皮病等。

某些粉尘含有人类致癌物，含有这些物质的粉尘可以引起呼吸或者其他系统肿瘤。比如，1997 年国际癌症研究中心（IARC）的专题研究小组通过总结当时已发表的游离二氧化硅粉尘研究成果，认为可以将游离二氧化硅确定为人类肯定的致癌物。

（二）粉尘进入人体的途径

粉尘可以通过呼吸道、皮肤进入人体，其中以呼吸道为主要途径。

1. 通过呼吸道进入

被人体吸入呼吸道的粉尘，通过撞击、重力沉积、弥散、静电沉积、截留而沉降在呼吸道，也有极少部分进入肺泡区。粉尘在呼吸道的沉积可分为三个区域：上呼吸道区（包括鼻、口、咽喉），气管、支气管区和肺泡区（无纤毛的细支气管及肺泡）。一般认为，10 μm 以上的粉尘大部分沉积在鼻咽部，10 μm 以下的粉尘可进入呼吸道深处，而在肺泡内沉积的粉尘大部分在 5 μm 以下，尤其是 2 μm 左右的粉尘。

2. 通过皮肤进入

通常粉尘很难通过皮肤进入人体，但是在皮肤发生破损或某些尖锐的粉尘损伤皮肤后，粉尘也可以进入。

（三）尘肺病的发病特点

尘肺病是指由于在生产环境中长期吸入生产性粉尘而引起的以肺组织弥漫性纤维化为主的疾病。尘肺的发病时间一般在 8～34 年，患者接尘时间一般在 20 年以上。

据统计，尘肺病占我国职业病总人数的 90% 左右。尘肺病的发生和发展与从事接触粉尘作业的工龄、粉尘的种类、浓度、防护措施以及个体差异等有关。尘肺病主要分为：壹期尘肺、贰期尘肺、叁期尘肺和叁期尘肺合并肺结核 4 种类型，如图 1-1 至图 1-4 所示。

根据各省、市职业病防治机构多年研究的数据表明，耐火材料生产企业作业人员长期接触不同工艺阶段的生产性粉尘均可导致尘肺病的发生，但以矽肺为主。

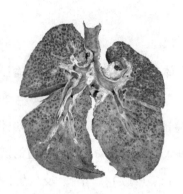 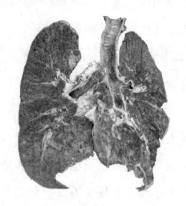

图1-1　壹期尘肺　　　　　　图1-2　贰期尘肺

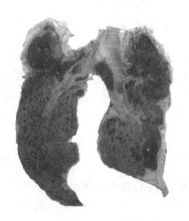 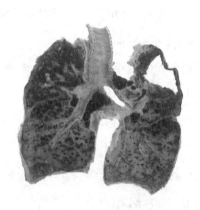

图1-3　叁期尘肺　　　　图1-4　叁期尘肺合并肺结核

三、矽肺的临床表现与治疗

根据耐火材料生产企业产生的粉尘特性，本书主要对矽肺的相关知识进行介绍。

（一）矽肺的临床表现

矽肺属于硅酸盐类尘肺,矽肺的病情进展一般较为缓慢,临床表现为:

(1) 呼吸困难:早期仅出现轻微气短,随着肺组织纤维化程度的加重,肺部有效呼吸面积的减少及通气、血流比例的失调,呼吸困难状况会逐渐加剧。

(2) 咳嗽:早期咳嗽一般不太明显,多为间歇性干咳,晚期病人常易并发肺部感染,使咳嗽明显加重。

(3) 咳痰:是由于呼吸系统对粉尘的清除导致分泌物增多所致。如并发慢性支气管炎及肺内感染,痰量明显增多且不易咳出。

(4) 胸痛:原因是胸膜纤维化及胸膜增厚的牵扯作用,胸痛的部位不一且常有变化,多为局限性。

(二) 矽肺的治疗

目前,矽肺与其他类型尘肺病均无特效治疗药物。克矽平、磷酸羟基哌喹等药物(抗纤维化治疗)可以在一定程度上减轻症状、延缓病情进展,但长期效果有待观察。寻求安全、有效的尘肺病治疗方法成为当今职业病防治的重要课题。

近年来,国内部分省市职业病防治机构采用针灸、中药联合呼吸功能训练和有氧训练的综合疗法治疗尘肺病取得了值得肯定的效果。

另外,在治疗原发病的基础上还需要积极预防和治疗肺结核、肺内感染等并发症,及时将患者调离粉尘作业岗位,控制病情进展,延长病人寿命,提高病人生活质量。

大容量全肺灌洗术是目前治疗尘肺病的一种探索性技术,如图 1－5 所示。该技术可以直接清除长期滞留于尘肺病患者细支气管和肺泡腔内的粉尘以及能分泌多种成纤维细胞生长因子的巨噬细胞,以减轻和延缓肺纤维化的进展,改善呼吸功能。但由于全肺灌洗术操作条件严格,技术要求高,而且还存在操作禁忌人群,故该方法目前只有少数职业病医院开展。

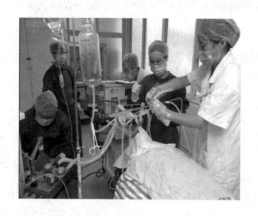

图 1-5　全肺灌洗术治疗

四、粉尘的职业接触限值

职业接触限值，是指在职业活动过程中长期反复接触，对绝大多数接触者的健康不引起有害作用的容许接触水平，是职业性有害因素的接触限制量值。《工作场所有害因素职业接触限值　第 1 部分：化学有害因素》（GBZ 2.1—2007）规定了粉尘的职业接触限值，包括时间加权平均容许浓度（PC－TWA）和超限倍数。

（一）粉尘分类

粉尘分类的方式方法很多，本书主要介绍工作场所有害因素职业接触限值中经常用到的分类方法，即将粉尘分为总粉尘和呼吸性粉尘。

（1）总粉尘，是指可进入整个呼吸道（鼻、咽和喉、胸腔支气管、细支气管和肺泡）的粉尘，简称总尘，技术上系用总粉尘采样器按标准方法在呼吸带（距离人的鼻孔 30 cm 所包含的空气带）测得的所有粉尘。

（2）呼吸性粉尘，是指能够到达呼吸道深部和肺泡区，并进入气体交换区域的粉尘，简称呼尘，也就是按照呼吸性粉尘标准测定方法所采集的可进入肺泡的粉尘粒子。其空气动力学直径均在 7.07 μm 以下，空气动力学直径 5 μm 粉尘粒子的采样效率为 50%。

（二）粉尘浓度

1. 时间加权平均浓度（TWA）

时间加权平均值（Time Weighted Average）或称时量平均浓度，简称 TWA。

TWA 是作业场所空气中有害物质 8 h 时间加权平均浓度，是一个实际测量值。时间加权平均浓度值，是评价工作场所环境卫生状况和作业人员实际接触水平的重要参数。

TWA 的计算方法：在 8 h 内，定时取数，然后求平均值，考虑到结果的有效性和实用性，规定采样间隔的时间不大于 15 min，然后将所有的结果相加平均后，该值即作为 8 h TWA 值。

时间加权平均浓度（TWA），是根据《工作场所空气中粉尘测定　第 1 部分：总粉尘浓度》（GBZ/T 192.1—2007）和《工作场所空气中粉尘测定　第 2 部分：呼吸性粉尘浓度》（GBZ/T 192.2—2007）等职业卫生标准进行测定的。

定点检测是测定时间加权平均浓度（TWA）的一种常用方法，要求采集一个工作日内某一工作地点，各时段的样品，按各时段的持续接触时间与其相应浓度乘积之和除以 8，得出 8 h 工作日的时间加权平均浓度（TWA）。定点检测除了反映个体接触水平，也适用评价工作场所环境的卫生状况。定点检测可按式（1-1）计算出时间加权平均浓度：

$$C_{TWA} = \frac{C_1 T_1 + C_2 T_2 + \cdots + C_n T_n}{8} \qquad (1-1)$$

式中　　　　　C_{TWA}——8 h 工作日接触有害因素的时间加权平均浓度，mg/m³；

8——每个工作日的工作时间，h，工作时间不足 8 h

者，仍以 8 h 计；

C_1，C_2，…，C_n——T_1，T_2，…，T_n 时间段接触的相应浓度；

T_1，T_2，…，T_n——C_1，C_2，…，C_n 浓度下相应的持续接触时间。

2. 时间加权平均容许浓度（PC－TWA）

时间加权平均容许浓度（Permissible Concentration－Time Weighted Average）是以时间为权数规定的 8 h 工作日、40 h 工作周的平均容许接触浓度，简称 PC－TWA，是职业接触限值指标。耐火材料生产企业工作场所空气中生产性粉尘容许接触浓度见表 1－1。

表 1-1　耐火材料生产企业工作场所空气中生产性粉尘容许接触浓度

名　　称		PC－TWA/(mg·m⁻³)		备　注
		总　尘	呼　尘	
石灰石粉尘		8	4	
石膏粉尘		8	4	
煤尘（游离 SiO_2 含量＜10%）		4	2.5	
其他粉尘（游离 SiO_2 含量＜10%）		8		
岩棉粉尘		3		
砂轮磨尘		8		
矽尘	10%≤游离 SiO_2 含量≤50%	1	0.7	
	50%＜游离 SiO_2 含量≤80%	0.7	0.3	G1（结晶型）
	游离 SiO_2 含量＞80%	0.5	0.2	
电焊烟尘		4	—	G2B
其他粉尘ᵃ		8	—	

注：表中列出的各种粉尘，凡游离 SiO_2 高于 10% 者，均按照矽尘容许浓度对待。

G1：确认人类致癌物；G2B：可疑人类致癌物。

a：游离 SiO_2 低于 10%，不含石棉和有毒物质，而尚未制定容许浓度的粉尘。

[例1] 从表1-1得知，当粉尘中矽尘浓度在 10% ≤游离 SiO_2 含量 ≤50% 时，工作场所空气中生产性粉尘容许接触浓度 PC-TWA 为 1 mg/m³（总尘）。某耐火材料生产企业一车间 3 个采样点总尘浓度以及作业人员接触时间为：1.0 mg/m³，接触 3 h；0.5 mg/m³，接触 2 h；1.5 mg/m³，接触 3 h。代入式（1-1），C_{TWA} =（1.0×3 + 0.5×2 + 1.5×3）÷8 = 1.0625 mg/m³，此结果>1.0 mg/m³，超过总尘时间加权平均容许浓度的 PC-TWA。

（三）超限倍数

超限倍数是对未制定短时间接触容许浓度（PC-STEL）的化学有害因素，在符合 8 h 时间加权平均容许浓度的情况下，任何一次短时间（15 min）接触的浓度均不应超过的 PC-TWA 的倍数值。

短时间接触容许浓度（PC-STEL）是在遵守 PC-TWA 前提下容许短时间（15 min）接触的浓度。

《工作场所有害因素职业接触限值　第 1 部分：化学有害因素》（GBZ 2.1—2007）中对生产性粉尘尚未制定 PC-STEL，但即使其 8 h TWA 没有超过 PC-TWA，也应控制其波动上限。因此，可采用超限倍数控制其短时间接触水平的过高波动。在符合 PC-TWA 的前提下，粉尘的超限倍数是 PC-TWA 的 2 倍。

[例2] 煤尘的 PC-TWA 为 4 mg/m³（总尘）和 2.5 mg/m³（呼尘），其超限倍数为 2。测得总尘和呼尘的短时间（15 min）接触浓度分别为 8 mg/m³ 和 5 mg/m³。分别是相应 PC-TWA 的 2 倍，均小于或等于 2 倍的 PC-TWA，符合超限倍数要求。

五、粉尘的现场监测

现场监测的目的是掌握工作场所中粉尘的性质、浓度及其在时间和空间上的分布情况，为粉尘的危害定性、定量评价以及采取防护措施提供科学依据。

（一）粉尘的采样

粉尘的采样包括定点采样和个体采样。采样点是指根据监测工作需要和工作场所状况，所选定的具有代表性的空气样品采集地点。定点采样是指将空气收集器放置在采样点作业人员的呼吸带附近进行采样。个体采样是指将空气收集器佩戴在采样对象的前胸上部，其进气口尽量接近呼吸带所进行的采样。

1. 定点采样

采样点的选择，决定了能否准确监测到作业人员实际接触粉尘的浓度情况，是准确评价现场达标与否的重要步骤。采样点的选择要具有代表性，应当包括粉尘浓度最高、作业人员接触时间最长的地点。在不影响操作的情况下，采样点应当尽可能靠近作业人员；空气收集器应尽量接近作业人员工作时的呼吸带。采样点应设在工作地点的下风向，应远离排气口和可能产生涡流的地点。

考虑粉尘发生源在空间和时间上的扩散规律，以及作业人员接触粉尘情况的代表性，采样点应根据工艺流程和作业方法确定。存在粉尘的工作地点，至少应设置 1 个采样点。工作场所内有多台同类生产设备时，1～3 台设置 1 个采样点；4～10 台设置 2 个采样点；10 台以上，至少设置 3 个采样点。

2. 个体采样

采样对象是接触和可能接触粉尘的作业人员，必须包括不同工作岗位的、接触粉尘浓度最高和接触时间最长的人员。

（二）采样时段和监测频率

采样时段是指在一个监测周期（如工作日、周或年）中，选定的采样时刻。采样时段应选择在粉尘浓度最高的月份、最高的时段采样。一般粉尘监测应每月一次，如果生产是连续的，粉尘浓度保持稳定，在任何一天监测均可；如果生产是间断的，应选择粉尘浓度最高的工作日进行监测。

（三）采样时间

采样时间指每次采样从开始到结束所持续的时间。短时间采样指采样时间一般不超过 15 min 的采样。长时间采样指采样时间一般在 1 h 以上的采样。粉尘监测最好是监测整个工作班，如果不可行，可以在整个工作班里进行分段采样，每次最好持续 1 h 以上。

（四）粉尘监测项目

依据粉尘的特性和危害特点，目前企业工作场所粉尘测定主要是粉尘的浓度测定、分散度测定和游离二氧化硅含量测定。

1. 粉尘浓度测定

粉尘浓度是反映工作场所粉尘危害的主要指标，是判断工作场所是否达标的主要参数。粉尘浓度测定分为总粉尘和呼吸性粉尘两类。

1）总粉尘浓度测定

总粉尘测定的仪器、样品的采集、样品的运输和保存、样品的称量等要求，按照国家职业卫生标准《工作场所空气中粉尘测定　第 1 部分：总粉尘浓度》（GBZ/T 192.1—2007）的规定执行。

2）呼吸性粉尘浓度测定

呼吸性粉尘测定的仪器、样品的采集、样品的运输和保存、样品的称量等要求，按照国家职业卫生标准《工作场所空气中粉尘测定　第 2 部分：呼吸性粉尘浓度》（GBZ/T 192.2—2007）的规定执行。

总粉尘和呼吸性粉尘浓度测定的基本方法均为滤膜采样法。具体操作方法是：使用符合标准技术条件的采样器抽取一定体积的含尘空气，将粉

11

尘阻留在已知质量的滤膜上，由采样后滤膜的增重和采样空气量求出单位
体积空气中粉尘的质量。

总粉尘和呼吸性粉尘的浓度按式（1-2）计算：

$$C = \frac{m_2 - m_1}{Vt} \times 1000 \qquad\qquad (1-2)$$

式中　　C——空气中总粉尘（或呼吸性粉尘）的浓度数值，mg/m^3；

m_2——采样后的滤膜质量数值，mg；

m_1——采样前的滤膜质量数值，mg；

V——采样流量数值，L/min；

t——采样时间数值，min。

总粉尘和呼吸性粉尘的时间加权平均浓度按式（1-1）计算。

2. 粉尘分散度测定

粉尘分散度是指粉尘的粒度或粉尘粒径的频率分布。粉尘粒子分散度
越高，其在空气中飘浮的时间越长，沉降速度越慢，被人体吸入的机会就
越多，对人体危害就越大。

粉尘分散度的测定方法为滤膜溶解涂片法和自然沉降收集样品，在显
微镜下用目镜测微尺计数不同粒径粒子的数量及其所占百分比。具体操作
依据《工作场所空气中粉尘测定　第 3 部分：粉尘分散度》（GBZ/T
192. 3—2007）的规定进行。

3. 粉尘中游离二氧化硅含量测定

粉尘中游离二氧化硅含量是危害人体健康的决定因素，其含量越高，
危害越大，因此各国在制定职业卫生标准时都考虑到游离二氧化硅的含
量。矿山的页岩、砂岩和石灰石中游离二氧化硅的含量通常在 20% ～
50% ，煤尘中含量一般不超过 5% 。

粉尘中游离二氧化硅含量的测定方法依据国家职业卫生标准《工作

场所空气中粉尘测定　第 4 部分：游离二氧化硅含量》（GBZ/T 192.4—2007）的规定进行。

第二节　化学有害因素及其可导致的职业病

本节主要介绍耐火材料生产企业存在的化学毒物及其可导致的职业病，重点介绍了一氧化碳、二氧化硫、氮氧化物的来源、中毒机理、临床表现、接触限值以及急救措施等内容。

耐火材料生产企业工作场所通常会使用、储存和产生一定数量的化学有害物质，这些物质以气态（气体、蒸气）、液态（液体、雾）、固态（烟、粉尘）的形式存在，其中粉尘、烟和雾统称为气溶胶。化学有害因素主要经呼吸道吸收进入人体，其次为皮肤，极少数情况也可因误服由消化道进入。人体受化学有害因素作用后引起一定程度损害而出现的疾病状态甚至死亡现象称为中毒。

《工作场所有害因素职业接触限值　第 1 部分：化学有害因素》（GBZ 2.1—2007）中规定了化学有害因素的职业接触限值，包括时间加权平均容许浓度、短时间接触容许浓度和最高容许浓度三类。其中时间加权平均容许浓度、短时间接触容许浓度在上一节中已介绍。最高容许浓度（MAC）是指工作地点、在一个工作日内、任何时间有毒化学物质均不应超过的浓度。

本节主要对耐火材料生产企业存在的一氧化碳、二氧化硫、氮氧化物等相关内容进行介绍。

一、一氧化碳

俗称"煤气"，为无色、无臭、无味、无刺激性的窒息性气体。分子量为 28.01，密度为 0.967 g/L。微溶于水，易溶于氨水。易燃、易爆，与空气混合爆炸极限为 12.5% ~74.2% 。

（一）一氧化碳的来源与中毒原理

一氧化碳主要来自于耐火材料生产的干燥、轻烧、煅烧等工序环节中产生的废气，是煤或天然气不完全燃烧的产物。

一氧化碳可导致的职业病是一氧化碳中毒。一氧化碳经呼吸道进入血液循环，其中80% ~90% 与血红蛋白发生紧密可逆性结合，形成碳氧血红蛋白，使血红蛋白失去携氧能力，导致低氧血症。一氧化碳不仅能与血液中血红蛋白结合，而且还能与血管外的血红素蛋白结合，从而抑制组织呼吸，造成细胞缺氧窒息。

一氧化碳中毒的发生和进入有限空间作业有着密不可分的关系，并且容易因风险辨识不清、组织施救不利等原因，导致群死群伤的重大事故。

（二）一氧化碳中毒临床表现

一氧化碳中毒依其吸入的浓度和中毒时间的长短分为 3 种类型。

（1）轻度中毒。中毒时间短，早期出现头痛、头昏、心悸、恶心、四肢无力等症状，甚至出现短暂昏厥。中毒者在脱离中毒环境后，症状可迅速缓解，一般不留后遗症。

（2）中度中毒。中毒时间稍长，除上述症状外，出现浅至中度昏迷，皮肤和黏膜呈现特有的樱桃红色。中毒者经及时抢救可迅速清醒，数天内完全恢复，无明显并发症。

（3）重度中毒。往往发现时间过晚，可出现深度昏迷，各种反射消失，大小便失禁，四肢厥冷，血压下降，呼吸急促，会很快死亡。昏迷时间越长，越难痊愈，常留有痴呆、记忆力和理解力减退、肢体瘫痪等后遗症。

（三）一氧化碳职业接触限值

时间加权平均容许浓度（PC - TWA）：非高原，20 mg/m³。

短时间接触容许浓度（PC - STEL）：非高原，30 mg/m³。

最高容许浓度（MAC）：海拔 2000～3000 m，20 mg/m³；海拔大于 3000 m，15 mg/m³。

（四）一氧化碳中毒急救措施

作业人员发生一氧化碳中毒，应迅速采取以下急救措施：

（1）施救人员在保证自身安全的情况下，迅速将中毒者转移到通风良好、空气新鲜的地方，注意保暖。

（2）松开中毒者衣领，保持呼吸道通畅，如有心跳呼吸骤停，在检查、清理口鼻分泌物后，立即实施心肺复苏。

（3）有条件者立即给予静脉滴注 50% 葡萄糖、维生素、肌苷等能量合剂，积极预防和减轻脑水肿。

（4）如出现昏迷，迅速将中毒者转送医院就诊，并进行高压氧舱治疗。高压氧舱对一氧化碳中毒患者治疗效果较好，后遗症发病率较低。

二、二氧化硫

常温下为无色有刺激性气味的有毒气体，密度比空气大，易液化，易溶于水（约为 1∶40），密度 2.551 g/L。

（一）二氧化硫的来源与中毒原理

主要来自干燥、轻烧、煅烧等工序中，是煤或天然气不完全燃烧的产物。

二氧化硫属中等毒类，对人的毒性作用包括急性中毒、灼伤和慢性影响。二氧化硫可导致的职业病是二氧化硫中毒。二氧化硫经呼吸道进入人体后，易被湿润的黏膜表面吸收而生成亚硫酸，其中部分氧化为硫酸，故对眼和呼吸道有强烈的刺激作用。

（二）二氧化硫中毒临床表现

轻度中毒时表现为流泪、畏光、咳嗽、鼻咽喉部灼烧样痛、声音嘶哑，甚至呼吸短促、胸闷，有时还伴有恶心、呕吐、上腹痛、头痛等症状。严重中毒时于数小时内发生急性肺水肿，甚至导致死亡。

（三）二氧化硫职业接触限值

时间加权平均容许浓度（PC－TWA）：5 mg/m³。

短时间接触容许浓度（PC－STEL）：10 mg/m³。

（四）二氧化硫中毒急救措施

迅速将中毒患者脱离中毒环境并转移至通风良好处，保持呼吸道通畅，立即进行吸氧及对症处理；用大量清水冲洗眼睛和鼻腔，并用2%苏打溶液漱口。严重者应速送附近医院就诊。

三、氮氧化物

氮氧化物是氮和氧化合物的总称，包括氧化亚氮、一氧化氮、二氧化氮、三氧化二氮、四氧化二氮和五氧化二氮等。职业环境中接触的是以上几种气体的混合物，称为硝烟（气），其中以一氧化氮和二氧化氮为主。

（一）氮氧化物的来源与中毒原理

主要来自于干燥、轻烧、煅烧等生产工序环节中，是煤或天然气燃烧产生的废气。氮氧化物可导致的职业病是氮氧化物中毒。氮氧化物经呼吸道进入人体，毒性作用主要取决于一氧化氮和二氧化氮。一氧化氮可以迅速氧化血红蛋白为高铁血红蛋白，引起高铁血红蛋白血症和中枢神经系统损害。二氧化氮毒性为一氧化氮的4～5倍，可以进入呼吸道深部，与细支气管及肺泡上的水起作用，生成硝酸和亚硝酸，对肺组织产生刺激和腐蚀作用，导致肺水肿。

（二）氮氧化物中毒临床表现

氮氧化物经呼吸道进入人体，主要损害的靶器官为呼吸系统。短期内吸入较大量氮氧化物气体，会引起以呼吸系统损害为主的全身疾病，可出现胸闷、咳嗽等症状，导致化学性气管炎、化学性肺炎及化学性肺水肿。轻度中毒表现为胸闷、咳嗽、咳痰，可伴有头晕、头痛、物理恶心等症状；中度中毒出现胸闷加重，咳嗽加剧，呼吸困难，咳痰或咳血丝痰；重度中毒出现明显呼吸困难、剧烈咳嗽、发绀，出现肺泡性肺水肿，可导致急性呼吸窘迫综合症，并发较重程度的气胸或纵隔气肿，甚至窒息、死亡。

（三）氮氧化物职业接触限值

时间加权平均容许浓度（PC – TWA）：一氧化氮 15 mg/m³；二氧化氮 5 mg/m³。

短时间接触容许浓度（PC – STEL）：二氧化氮 10 mg/m³。

（四）氮氧化物中毒急救措施

施救人员在保证自身安全的情况下，迅速将中毒者转移到通风良好、空气新鲜的地方，立即给予氧气吸入；对接触者观察 24～72 h，注意病情变化并给予适当治疗；早期应用糖皮质激素，积极预防肺水肿。

四、PAH 多环芳烃

耐火材料生产企业作业人员除接触粉尘、一氧化碳、二氧化硫、氮氧化物以外，还接触 PAH 多环芳烃等有毒物质。如采用沥青黏合剂在高温下可能会产生 PAH 多环芳烃等有害物质。

多环芳烃化合物（Polycyclic Aromatic Hydrocarbons，PAH）是指含有两个或两个以上苯环的芳香族化合物，是煤炭、石油等有机物不完全燃烧的产物，如萘、蒽、菲、芘等。当前已知的多环芳香烃类化合物有 200 余种，其中一些具有很强的致癌作用。如苯并（a）芘、苯并（a）蒽等。国际癌症研究中心（IARC）（1976 年）列出的 94 种对实验动物致癌的化合物，其中有 15 种属于多环芳烃。由于苯并（a）芘是第一个被发现的环境化学致癌物，而且致癌性很强，故常以苯并（a）芘作为多环芳烃的代表，它占全部致癌性多环芳烃的 1% ～20% 。

PAH 多环芳烃作为职业致癌物已被国际癌症机构所确认，应采取有效措施，加强对 PAH 多环芳烃等职业致癌物的控制。

第三节 物理有害因素及其可导致的职业病

本节主要介绍了耐火材料生产企业存在的物理有害因素及其可致的职业病，重点介绍了噪声、振动和高温等危害因素的来源、危害后果、接触限值、测定方法以及控制措施。概括介绍了紫外辐射危害和电离辐射危害的相关知识内容。

耐火材料生产企业工作场所存在的物理性有害因素主要包括噪声、高温、振动、紫外线和电离辐射。

一、噪声危害

从职业卫生角度来讲，噪声是指一切有损听力、有害健康的声音。生产性噪声是指在生产过程中产生的噪声，一般具有强度高、持续暴露时间长等特点。

（一）噪声的来源

生产性噪声来自于运转设备的工件撞击与摩擦、气体压力的变化以及运行中的电磁设备。

（二）噪声的分类

1. 按照声源特点分类

（1）机械性噪声。机械的撞击、摩擦、转动所产生的噪声。如球磨机、破碎机等产生的噪声。

（2）空气动力性噪声。气体压力或体积的突然变化或流体流动所产生的声音。如各种风机、空气压缩机、锅炉排汽放水等产生的噪声。

（3）电磁性噪声。磁场脉动、磁致伸缩、电磁涡流等产生振动辐射出的噪声。如大型电动机、发电机和变压器等产生的噪声。

2. 按照时间特性分类

（1）稳态噪声。在观察时间内，采用声级计"慢挡"动态特性测量时，声级波动＜3 dB（A）的噪声。

（2）非稳态噪声。在观察时间内，采用声级计"慢挡"动态特性测量时，声级波动≥3 dB（A）的噪声。

（3）脉冲噪声。噪声突然爆发又很快消失，持续时间≤0.5 s，间隔时间＞1 s，声压有效值变化≥40 dB（A）的噪声。

噪声测定，通常使用计权声级计来测量声压等级。声压等级单位为分贝，用 dB 表示。计权声级计分为 A、B、C、D 等不同类型，在表示声压等级时分别用 dB（A）、dB（B）、dB（C）、dB（D）表示。A 声级是国际标准化组织（ISO）推荐的，用做噪声卫生学评价的指标。

（三）噪声危害的后果

根据噪声作用于人体系统的不同，可分为听觉系统损害和非听觉系统损害。噪声的危害程度取决于噪声的频率、强度及暴露时间等因素。

1. 听觉系统损害

（1）暂时性听阈位移，是指接触噪声后引起听阈变化，脱离噪声环境后经过一段时间听力可以恢复到原来水平。根据变化程度不同，可分为听觉适应和听觉疲劳。听觉适应是指短时间暴露在强噪声环境中，感觉声音刺耳、不适，停止接触后，听觉器官敏感性下降，脱离接触后对外界的声音有"小"或"远"的感觉，听力检查听阈可提高 10～15 dB（A），离开噪声环境 1 min 之内可以恢复。听觉疲劳是指较长时间停留在强烈噪声环境中,引起听力明显下降,离开噪声环境后,听阈提高超过 15 ~ 30 dB(A),需数小时甚至数十小时听力才能恢复。

（2）永久性听阈位移,是指噪声引起的不能恢复到正常水平的听阈升高。永久性听阈位移属于不可恢复的改变,具有内耳病理性特征。

（3）职业性噪声聋,是由于长期接触噪声而发生的一种渐进性的感音性听觉损伤,是国家法定职业病。职业性噪声聋是生产企业常见的职业病,发病率与接触噪声的工龄有直接相关关系,实践证明,缩短接触时间可减轻噪声危害,连续接触噪声比间断接触对人体影响更大。

《职业性噪声聋的诊断》(GBZ 49—2014) 将职业性噪声聋分为 3 种:听力下降 26 ~ 40 dB(A) 为轻度噪声聋、41 ~ 55 dB(A) 为中度噪声聋、≥56 dB(A) 为重度噪声聋。

2. 非听觉系统损害

噪声不仅损害听觉系统,而且对神经系统、心血管系统、内分泌系统、消化系统以及视力、智力都有不同程度的影响。

（四）噪声的职业接触限值

噪声职业接触限值是指几乎所有作业人员反复接触,不引起听力或正常语言理解力有害效应的噪声声压级和接触持续时间。生产过程中完全消除噪声是不可能的,为了给现场噪声治理提供充分的依据,国家职业卫生标准对噪声职业接触限值进行了规定。按照接触时间减半噪声接触限值增加 3 dB(A) 的原则,工作场所噪声等效声级接触限值见表 1 - 2。

每周工作 5 d, 每天工作 8 h, 稳态噪声限值为 85 dB(A), 非稳态噪声等效声级的限值为 85 dB(A); 每周工作不是 5 d, 需计算 40 h 等效声级,限值为 85 dB(A)。

8 h 等效声级 (L_{EX}, 8 h) 又称按额定 8 h 工作日规格化的等效连续 A

表1-2　工作场所噪声等效声级接触限值

日接触时间/h	接触限值/dB(A)
8	85
4	88
2	91
1	94
0.5	97

计权声压级，指将一天实际工作时间内接触的噪声强度等效为工作8 h的等效声级。

40 h等效声级（$L_{EX,w}$）又称按额定每周工作40 h规格化的等效连续A计权声压级，指非每周5 d工作制的特殊工作场所接触的噪声声级等效为每周工作40 h的等效声级。工作场所噪声职业接触限值见表1-3。

表1-3　工作场所噪声职业接触限值

接触时间	接触限值/dB(A)	备注
5 d/周，=8 h/d	85	非稳态噪声计算8 h等效声级
5 d/周，≠8 h/d	85	计算8 h等效声级
≠5 d/周	85	计算40 h等效声级

存在脉冲噪声的工作场所，脉冲次数和噪声声压级峰值不应超过表1-4的规定。

表1-4　脉冲次数和噪声声压级峰值

工作日接触脉冲次数 n/次	声压级峰值/dB(A)
$n \leqslant 100$	140
$100 < n \leqslant 1000$	130
$1000 < n \leqslant 10000$	120

（五）噪声测量

为了对噪声进行正确评价和有效控制，必须对工作场所噪声进行测量和分析。噪声测量执行《工作场所物理因素测量　第 8 部分：噪声》（GBZ/T 189.8—2007），该标准规定了工作场所生产性噪声的测量仪器和方法。

（六）噪声危害控制措施

噪声控制就是采用工程技术措施控制噪声源的输出、传播和接收。因此，噪声控制的一般方法包括声源降噪、传播途径控制以及接受者的个体防护。声源降噪即设法减少声源的辐射声功率，可以通过采用低噪声材料、低噪声设备和低噪声工艺等方式来实现。传播途径控制是指在从声音通过的空气或固体传播介质着手降低噪声强度的控制方式，主要包括厂区合理布局、利用屏障阻止噪声传播和绿色降噪 3 种方法；如果上述方法无法有效控制噪声，则需要在噪声传播途径上直接采取吸声、隔声、减振和消声等常用的技术措施进行降噪。在声源和传播途径上无法采取措施或采取的措施不能达到预期效果时，必须使用个体职业病危害防护用品进行防护，常用的有耳塞、耳罩等，主要是利用护具的隔声性能阻挡噪声传入人耳。

在降噪问题上，对待不同时间、不同地点、不同性质与不同持续时间的噪声，应具体问题具体分析。在一个车间，如果噪声源是一台或少数几台设备，但作业人员较多，一般可采用隔声罩，降噪效果为 10～30 dB(A)；如果车间里作业人员少，经济有效的方法是佩戴护听器，降噪效果为 20～40 dB(A)，或者设置隔声间；如果车间内噪声源多而分散，一般可采取吸声降噪措施，降噪效果为 3～15 dB(A)。

二、高温危害

高温作业是指在生产劳动过程中，工作地点平均 WBGT 指数≥25 ℃

的作业。WBGT 指数又称湿球黑球温度，是综合评价人体接触作业环境热负荷的一个基本参量，单位为℃。

（一）高温的来源

高温主要来自于工作场所中的某些设备（如竖窑、回转窑、隧道窑、倒焰窑、梭式窑、多层炉、沸腾炉、电弧炉等）和太阳辐射。

（二）高温作业分类

按其气象条件的特点，高温作业可分为高温强热辐射作业、高温高湿作业和夏季露天作业 3 种类型。

（1）高温强热辐射作业。这类的特点是气温高、热辐射强度大，而相对湿度较低，形成干热环境。作业人员在此环境中劳动时会大量出汗，如通风不良，则汗液难于蒸发，就有可能发生蓄热和过热。

（2）高温高湿作业。其特点是高气温、气湿，而热辐射强度不大。

（3）夏季露天作业。这类作业的高温和热辐射主要来源是太阳辐射，同时还受地表和周围物体二次辐射源的附加热作用。露天作业中的热辐射强度虽较低，但其持续时间较长，如果劳动强度过大，人体极易因过度蓄热而中暑。

（三）高温危害的后果

竖窑、回转窑、隧道窑、电弧炉等工作场所环境温度较高，尤其是在夏季高温时段，热辐射强度大、相对湿度低，容易形成干热环境。人体在此环境中作业会大量出汗，如果通风不良，有可能出现散热障碍。长期在高温环境下工作，由于机体热平衡和（或）水盐代谢紊乱，可引起以中枢神经系统和（或）心血管系统功能障碍为主要表现的中暑性疾病。

1. 对人体热平衡的影响

在高温热辐射环境中，人体的产热和受热量持续大于散热量，就容易导致机体热平衡失调、水盐代谢紊乱，严重者可引起中暑。职业性中暑是国家法定职业病。

1）中暑的临床表现

（1）中暑先兆：指在高温场所劳动一定时间后，出现头昏、口渴、多汗、心悸、注意力不集中、动作不协调等症状。体温正常或略有升高，一般不超过 37.5 ℃。作业人员在脱离高温环境后，短时间内即可恢复正常。

（2）轻症中暑：除中暑先兆的症状加重外，出现面色潮红、大量出汗、脉搏快速等表现，体温升高至 38.5 ℃以上。作业人员不能继续工作，多数在休息 4~5 h 后能恢复。

（3）重症中暑：出现昏迷、痉挛、皮肤干燥无汗，体温升高至 40 ℃以上。重症中暑可分为热射病、热痉挛和热衰竭 3 种类型，也可出现混合型。

热射病亦称中暑性高热，其特点是在高温环境中突然发病，体温高达 40 ℃以上，早期大量出汗，继之"无汗"，可伴有皮肤干热及不同程度的意识障碍等。

热痉挛主要表现为明显的肌痉挛，伴有收缩痛，多发于四肢肌肉及腹肌等，尤以腓肠肌为著；常呈对称性，时而发作，时而缓解。患者意识清，体温一般正常。

热衰竭起病迅速，主要临床表现为头昏、头痛、多汗、口渴、恶心、呕吐，继而皮肤湿冷、血压下降、心律紊乱、轻度脱水，体温稍高或正常。

2）中暑急救

（1）中暑先兆：让患者脱离高温环境至阴凉通风处，饮用清凉饮料，并密切观察。

（2）轻症中暑：除迅速脱离高温环境至阴凉通风处以外，还可以在患者额部、太阳穴等处涂抹清凉药物或口服十滴水、藿香正气水等饮剂，如出现血压降低、虚脱等症状，应立即送附近医院就诊。

（3）重症中暑：立即送往附近医院就诊，转送途中可对患者予以物理降温，以蒸发散热。

2. 对水盐代谢的影响

高温作业会导致人体大量水盐丧失，引起机体水盐代谢紊乱和渗透压失调。当水分丧失达到人体体重的 5% ~ 8% 时，如果未能及时补充，就会出现无力、口渴、尿少、脉搏加快、体温升高等水盐失衡的症状。

（四）高温接触限值

高温对作业人员的危害主要取决于劳动强度和接触时间率。作业人员在一个工作日内实际接触高温作业的累计时间与 8 h 的比率称为接触时间率。接触时间率为 100%，体力劳动强度为 Ⅳ 级，WBGT 指数限值为 25 ℃；劳动强度分级每下降一级，WBGT 指数限值增加 1 ~ 2 ℃；接触时间率每减少 25%，WBGT 限值指数增加 1 ~ 2 ℃。工作场所不同体力劳动强度 WBGT 限值见表 1 – 5。

表 1 – 5　工作场所不同体力劳动强度 WBGT 限值

接触时间率/%	体力劳动强度/℃			
	Ⅰ	Ⅱ	Ⅲ	Ⅳ
100	30	28	26	25
75	31	29	28	26
50	32	30	29	28
25	33	32	31	30

为便于对高温作业的工作场所进行管理，合理安排作业时间，提高工

作效率，不同工作地点温度、不同劳动强度条件下，高温作业允许持续接触热时间数值见表1-6。

表1-6　高温作业允许持续接触热时间数值

工作地点温度/℃	轻劳动/min	中等劳动/min	重劳动/min
30～32	80	70	60
>32	70	60	50
>34	60	50	40
>36	50	40	30
>38	40	30	20
>40	30	20	15
>40～44	20	10	10

注：轻劳动为Ⅰ级，中等劳动为Ⅱ级，重劳动为Ⅲ级和Ⅳ级。

表1-5、表1-6中常见职业体力劳动强度分级，见表1-7。

表1-7　常见职业体力劳动强度分级表

体力劳动强度分级	职　业　描　述
Ⅰ（轻）	坐姿：手工作业或腿的轻度活动（正常情况下，如打字、缝纫、脚踏开关等）； 立姿：操作仪器，控制、查看设备，上臂用力为主的装配工作
Ⅱ（中）	手和臂持续动作（如锯木头等）；臂和腿的工作（如卡车、拖拉机或建筑设备等非运输操作等）；臂和躯干的工作（如锻造、风动工具操作、粉刷、间断搬运中等重物、除草、锄田、摘水果和蔬菜）
Ⅲ（重）	臂和躯干负荷工作（如搬重物、铲、锤锻、锯刨或凿硬木、割草、挖掘等）
Ⅳ（极重）	大强度的挖掘、搬运，快到极限节律的极强活动

（五）高温测量

高温测量执行《工作场所物理因素测量　第 7 部分：高温》（GBZ/T 189.7—2007），该标准规定了工作场所高温作业 WBGT 指数的测量方法。

（六）高温危害控制措施

高温危害的控制应从热源、散热途径和个体防护 3 个方面进行。合理设计工艺和厂房布局，减少热源和降低热量释放。采用产热低的工艺技术，热源尽量布置在室外，避免热源叠加形成高温环境。采取隔热材料将热源与人员进行隔离，减少散热和热辐射；实现自动化操作或远离热源的远程操作。加强环境自然通风，当自然通风不能将热量全部排出时，应采取局部或全面机械通风来降低作业环境温度。高温作业人员应配备导热系数小、透气性好的浅色工作服，并根据防护需要，穿戴手套、眼镜和面罩等防护用品。另外，还可以配合卫生保健、避开高温时段和缩短作业时间等措施。

三、振动危害

振动是一个质点或物体在外力作用下沿直线或弧线围绕平衡位置来回重复的运动。生产过程中产生的一切振动统称为生产性振动。振动和噪声有着十分密切的联系，当振动频率在 20～2000 Hz 的声频范围内时，振动源也就是噪声源。

（一）振动来源

振动主要来自于工作场所中运转的生产设备和人工操持振动工具。

（二）振动分类

按振动作用于人体部位的不同，振动分为手传振动和全身振动。手传振动又称手臂振动或局部振动，是指生产中使用振动工具或接触受振动工件时，直接作用或传递到人手臂的机械振动或冲击，如使用手持式打磨工具时产生的手臂振动。全身振动是人体足部或臀部接触并通过下肢或躯干传导到全身的振动。

（三）振动危害后果

长期持续使用振动工具能引起手部末梢循环、手臂神经功能和骨关节肌肉运动系统的障碍，严重时可患局部振动病，并能引起手臂骨关节－肌肉的损伤，其典型表现为振动性白指，常见部位是食指、中指和无名指的远端指节，如图1－6所示。国家已将手臂振动病列为法定职业病。全身振动可导致以下肢疲劳、足背脉搏减弱、腿部肌肉肿胀等为主要表现的周围神经和血管功能改变，还可以造成腰椎损伤等运动系统损害。目前，全身振动导致的机体功能改变尚未纳入国家法定职业病范畴，下面仅对手传振动的相关内容进行简要介绍。

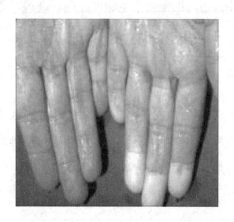

图1－6　振动性白指

（四）手传振动接触限值

《工作场所有害因素职业接触限值　第2部分：物理因素》(GBZ 2.2—2007) 中规定了手传振动的接触限值。手传振动4 h等能量频率计权振动加速度限值见表1－8。

28

表1-8　手传振动职业接触限值

接触时间/h	等能量频率计权振动加速度/($m \cdot s^{-2}$)
4	5

日接振时间是指工作日中使用手持振动工具或接触受振工件的累积接振时间，单位为h。频率计权振动加速度是按不同频率振动的人体生理效应规律计权后的振动加速度，单位为m/s^2。4 h等能量频率计权振动加速度是在日接振时间不足或超过4 h时，将其换算为相当于接振4 h的频率计权振动加速度值。

（五）手传振动控制措施

作业过程中不可能完全消除和避免振动，可以通过实行轮换作业制以及使用个体防护用品等措施减轻对人体的危害。

四、紫外辐射危害

紫外辐射又称紫外线，是波长范围100～400 nm的电磁波，为不可见光。自然界的主要紫外线光源是太阳。生产环境中，温度达到1200 ℃以上的辐射光谱中即可出现紫外线，随着温度升高，紫外线的波长变短，强度增大。电焊温度达到3200 ℃时，紫外线波长可短于230 nm。

紫外线主要对人体的皮肤和眼睛产生影响。皮肤损害主要是引起红疹、红斑和水疱，严重的可致表皮坏死和剥脱。国家已将电光性皮炎列入法定职业病。眼睛损害主要表现最初为异物感，继之眼部剧痛、怕光、流泪、结膜充血、睫状肌抽搐等症状。其中波长250～320 nm的紫外线最容易被角膜和结膜上皮吸收，导致急性角膜炎、结膜炎，称为电光性眼炎。电光性眼炎在设备维修作业人员中并不少见，常因眼部防护不当引起。国家已将电光性眼炎列入法定职业病。8 h工作场所紫外辐射职业接触限值见表1-9。

表1-9 工作场所紫外辐射职业接触限值

紫外光谱分类	8 h职业接触限值	
	辐照度/($\mu W \cdot cm^{-2}$)	照射量/($mJ \cdot cm^{-2}$)
中波紫外线（280 nm≤λ＜315 nm）	0.26	3.7
短波紫外线（100 nm≤λ＜280 nm）	0.13	1.8
电焊弧光	0.24	3.5

为防止电焊弧光对眼睛和皮肤造成的损害，电焊工在作业时必须佩戴专用防护面罩、防护眼镜和防护手套。

五、电离辐射危害

电离辐射是能使受作用物质发生电离现象的辐射，即波长＜100 nm的电磁辐射。电离辐射具有一定的能量和穿透力，人体受到过量照射可以导致放射性皮肤病、放射性白内障、放射性肿瘤等各种疾病的发生。另外，电离辐射还能引起生殖细胞的基因突变和染色体畸变，导致新生一代先天畸形和各种遗传性疾病的发生。X射线荧光分析仪、物料在线分析仪以及少数企业仍在使用的核子秤等设备都可以产生电离辐射。

电离辐射对人体的照射分为外照射和内照射两种。外照射是指使用封闭型辐射源或射线装置进行工作，辐射源位于人体之外的辐射照射。外照射防护的基本方法有时间防护、距离防护、屏蔽防护3种。时间防护即减少人体受照射的时间；距离防护即操作人员尽可能远离辐射源；屏蔽防护即在辐射源和作业人员之间设置屏蔽物，以减少照射强度。内照射是指辐射物质通过食道、呼吸道和伤口、皮肤等途径进入人体，使人体受到来自内部的辐射照射。内照射防护的基本方法有围封隔离、除污保洁和个人防护等综合性防护措施，防止辐射物质从口腔、呼吸道、伤口和皮肤进入人体内。

第二章 耐火材料生产过程职业病危害及其防治措施

本章主要是结合耐火材料生产企业的生产过程，从耐火原料加工生产、烧结耐火材料生产、熔铸耐火材料生产、散状耐火材料生产等方面，指出了各生产环节中存在的职业病危害因素，并提出了针对性的防治措施，以期减少职业病危害对作业人员的伤害。本章共分四节，重点介绍了耐火原料加工生产过程职业病危害及其防治措施，烧结与不烧结耐火材料生产过程职业病危害及其防治措施，散状耐火材料生产过程职业病危害及其防治措施，熔铸与熔融喷吹耐火材料生产过程职业病危害及其防治措施。

第一节 耐火原料加工生产过程职业病危害及其防治措施

本节主要介绍耐火原料加工生产过程职业病危害及其防治措施，重点介绍了耐火原料加工生产工艺流程、各生产环节所产生的职业病危害因素，以及各种职业病危害因素的主要控制措施。

一、耐火原料加工生产工艺流程

耐火原料分为天然耐火原料和人工合成耐火原料两大类。天然耐火原料主要有：硅石、石英、硅藻土、蜡石、黏土、铝矾土、蓝晶石族矿物原料、菱镁矿、白云石、石灰石、镁橄榄石、锆英石和天然石墨等。人工合成耐火原料主要有：镁铝尖晶石、合成莫来石、烧结刚玉和碳化硅等。

耐火原料分类见表2-1，耐火材料的种类及主要原料辅料见表2-2。

表2-1　耐火原料分类表

耐火原料分类	主要原料品种举例
硅质及半硅质	硅石、熔融石英、叶蜡石、硅藻土
黏土质	高岭土、耐火黏土（软质黏土、硬质黏土、半软质黏土）
高铝质	铝矾土、蓝晶石族原料、合成莫来石
氧化铝质	电熔刚玉
碱性质	菱镁矿、轻烧镁砂、烧结镁砂、白云石、合成镁白云石砂、镁钙砂
碳质	石墨、焦炭、烟煤及无烟煤
锆基	锆英石、斜锆石、氧化锆
非氧化物	碳化硅、氮化硅
结合剂	天然合成剂、合成树脂、硅酸盐、结合黏土
添加剂	稳定剂、促凝剂

表2-2　耐火材料的种类及主要原料辅料

耐火材料分类	主　要　原　料	辅　助　原　料
硅质	硅石、废硅砖	石灰、亚硫酸纸浆废液
黏土质	黏土熟料	结合黏土、水玻璃
高铝质	铝矾土熟料	结合黏土、工业氧化铝、蓝晶石族原料
刚玉质	电熔或烧结刚玉、莫来石、氧化铝	结合黏土、蓝晶石族原料等
碳质	炭黑、无烟煤、沥青焦、石墨	酚醛树脂、煤焦油、沥青、结合黏土等
碳化硅质	碳化硅	结合黏土、氧化硅微粉、硅粉、纸浆废液
镁质	烧结镁砂、电熔镁砂	纸浆废液、卤水等
铬质	铬铁矿、镁砂	纸浆废液、卤水
镁铬质	铬铁矿、电熔或烧结镁砂	纸浆废液、卤水等
白云石质	白云石砂、镁砂	酚醛树脂等
锆英石质	锆英石	纸浆废液

一般来说，天然原料成分不均匀、质量及化学成分波动较大。同时，天然原料中也含有各种有机质、水分和杂质。高温条件下，天然原料中的有机质、水分等会挥发、分解，质量及体积都会发生变化，会影响耐火材料的体积稳定性和外形的准确性。此外，天然原料中某些杂质成分还会大幅度降低耐火材料的高温性能。因此，除少数几种耐火原料矿物可直接作为原料使用外，大多数天然原料不宜直接作为原料用于耐火材料生产。天然原料加工主要是将各种矿石通过剔除杂质，破碎成所需粒度的过程。通常采用人工拣选及矿选的方法来去除原料中的杂质，提纯、富集其中的有效成分；采用高温煅烧的方法使原料达到充分烧结，以保证耐火原料质量和体积的稳定性。

耐火原料品种繁多，形状复杂，大小不一，加工方法也不尽相同，因此产生的职业病危害也不尽相同。其中，耐火原料加工企业需重点关注硅质和含锆耐火原料，硅质原料中游离二氧化硅含量较高，粉尘类型主要是矽尘，对人体健康产生不可逆的危害。含锆耐火原料因伴生放射性元素锆，因此含锆耐火原料在储存、转运和使用过程中应注意保持安全距离或穿戴个体防护用品，避免放射性有害物质对人体的危害。

耐火原料加工分为选矿提纯、轻烧、煅烧和电熔等几种，其加工生产工艺流程如图 2-1 所示。

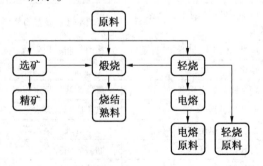

图 2-1 耐火原料的几种生产工艺

（一）选矿与提纯

利用天然原料中不同矿物间物理和化学性质的差别，将矿物集合体的原矿粉碎并分离出多种矿物加以富集的操作称之为选矿。选矿的主要方法有手选、冲洗、重选、浮选、磁选、电选、机械拣选、化学选矿等。对耐火原料来说采用何种选矿方法，取决于原料中各种矿物的物理性质，如颗粒大小与形状、密度、滚动摩擦与滑动摩擦、润湿性、电磁性质、溶解度等。

某些耐火原料的常用选矿方法见表2－3。

表2－3　耐火原料的常用选矿方法

耐火原料	选　矿　方　法
蓝晶石	浮选、重选、磁选
硅线石	浮选、磁选
石墨	浮选、磁选、手选
高岭土	重选、浮选、磁选、化学选矿
锆英石	重选、浮选、电选、磁选
硅藻土	重选
菱镁矿	浮选、重选、化学选矿

一般选矿过程包括破碎、粉碎、筛分、拣选和包装等过程。可能存在的主要职业病危害因素为粉尘、噪声和振动。

（二）轻烧、煅烧

耐火原料在烧结过程会产生一系列物理化学反应，形成稳定的矿物相和组织结构，最终达到烧结的目的。以煅烧后的原料生产耐火制品，可以改善制品的组织结构，保证耐火制品的体积稳定性及外观尺寸的准确性、提高制品的性能。因此，耐火制品生产所用的原料一般均需要高温煅烧，经过高温煅烧后的耐火原料统称为熟料。

目前，用于耐火原料轻烧的设备主要有多层炉、沸腾炉、竖窑、回转窑，其中多层炉较为适宜轻烧。耐火原料的煅烧主要是在竖窑和回转窑中进行。

原料在煅烧过程主要产生的职业病危害因素为粉尘、二氧化硫、氮氧化物、一氧化碳、高温和噪声等。

（三）合成耐火原料

合成耐火原料就是将两种或两种以上的天然矿物质或工业化工原料，经配料、粉碎、混合、成型、煅烧或电熔等工艺过程，制取达到一定化学矿物组成和物理性能的耐火原料。

人工合成原料主要包括高纯氧化物（如电熔刚玉、烧结板状刚玉、高纯莫来石、高纯氧化镁、氧化锆等）、碳化物（如碳化硅）、氮化物（如氮化硅、氮化硼、氮化铝等）、硼化物（如硼化锆、硼化钛）等。

耐火原料合成方法主要为烧结法和电熔法等。

1. 烧结法

烧结法合成耐火原料是以天然原料或工业原料，基于固相反应原理，经过细磨、均化和煅烧形成预期的矿物相。烧结法又分为干法和湿法两种。

干法合成耐火原料，主要工序为原料粉碎、配料、细磨、压坯、干燥和煅烧等，其工艺流程如图 2-2 所示。

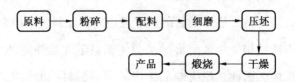

图 2-2　干法合成耐火原料工艺流程

湿法合成耐火原料，主要工序为原料粉碎、配料、湿磨、成型（脱水、挤泥）、干燥和煅烧等，其工艺流程如图 2-3 所示。

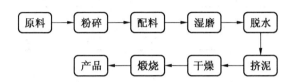

图 2-3　湿法合成耐火原料工艺流程

干法生产工艺简单，但磨细效率差，混合均匀度差，特别是使用具有黏性的物料，干法磨细时，物料容易黏在球上，造成磨细和混合效率降低。湿法磨细效率好，能最大限度地保证合成原料的均匀性，而且无粉尘、生产环境好。

成型方法根据均化的方式而定。均化为干法，成型方法有压球机压球、成球盘成球、压砖机压荒坯三种方法。均化为湿法，成型方法为挤泥成条状或方坯状。

坯体经干燥后，入窑烧成。烧结法合成原料实际上是配合料在高温下的烧结，常用的烧结设备有竖窑、回转窑及隧道窑。小批量合成料可用倒焰窑、梭式窑。

2. 电熔法

电熔法主要是通过高温熔融的方法获得预期的矿物组成的原料。电熔法较烧结法工艺过程简化，熔化温度高，合成的原料纯度较高且晶体发育良好，因此某些性能比烧结法好，它是未来十分有发展前途的耐火原料合成方法。与烧结法不同，该方法还具有部分除去杂质的作用，如用矾土为主要原料电熔莫来石，可除去大部分的氧化铁和部分氧化钛。

电熔法合成耐火原料的主要工艺流程为原料粉碎、配料、细磨、电熔等,其工艺流程如图2-4所示。

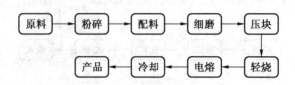

图2-4 电熔法合成耐火原料工艺流程

常见的部分合成原料的生产工艺特点见表2-4。

表2-4 常见的部分合成原料的生产工艺特点

种 类	原 料	电熔或煅烧温度/℃	窑 炉
电熔刚玉	工业氧化铝、矾土	≥2100	电弧炉
烧结刚玉	工业氧化铝	1750~1950	高温竖窑、隧道窑
烧结莫来石	工业氧化铝、硅石、高岭土等	1600~1750	回转窑、隧道窑
镁铝尖晶石	工业氧化铝、矾土、菱镁矿	1700~1850	回转窑
镁钙砂	菱镁矿、白玉石、石灰石	1650~1700	回转窑、竖窑

二、职业病危害因素

天然矿石原料加工是将各种矿石通过剔除杂质、破碎成所需粒度的过程。通常工艺流程包括破碎、粉碎、细磨和筛分工序。生产过程中存在的主要职业病危害因素为各类粉尘及设备运行过程中产生的高强度噪声与振动。

合成耐火原料因所采用的原料不同,产生的粉尘类型也不尽相同,如电熔刚玉用高铝矾土或工业氧化铝做原料,粉尘种类主要为氧化铝粉尘;合成莫来石采用工业氧化铝、氢氧化铝和高岭土等作为原料,粉尘种类主要为高含量 Al_2O_3 粉尘。

根据耐火材料生产企业所用原料和生产产品的不同，其工作场所空气中粉尘容许浓度，见表2-5。

表2-5　工作场所空气中粉尘容许浓度

粉尘名称		PC-TWA/(mg·m^{-3})		超限倍数	备注
		总尘	呼尘		
白云石粉尘		8	4	2	
酚醛树脂粉尘		6	—	2	
硅藻土粉尘（游离SiO$_2$含量<10%）		6	—	2	
氧化铝粉尘		4	—	2	
煤尘（游离SiO$_2$含量<10%）		4	2.5	2	
石墨粉尘		4	2	2	
碳化硅粉尘		4	—	2	
矽尘	10%≤游离SiO$_2$含量≤50%	1	0.7	2	G1（结晶型）
	50%<游离SiO$_2$含量≤80%	0.7	0.3		
	游离SiO$_2$含量>80%	0.5	0.2		
其他粉尘[a]		8	—	2	—

注：a指游离SiO$_2$含量低于10%，不含石棉和有毒物质，而尚未制定容许浓度的粉尘；G1为确认人类致癌物；表中列出的各种粉尘（石棉纤维尘除外），凡游离SiO$_2$含量高于10%者，均按矽尘容许浓度对待。

干燥、煅烧过程中产生高温，如采用燃料燃烧加热干燥则会产生SO$_2$、CO、CO$_2$、NO$_x$等危害因素。

合成原料在电炉内熔融、烧制过程会产生高温、高频辐射等职业病危害因素。

耐火原料生产工艺过程中存在的职业病危害因素，见表2-6。

耐火原料生产过程中产生的职业病危害因素的关键控制点为原料破碎、粉碎及筛分工序的粉尘、噪声以及含锆耐火材料含有的微量放射性。在电炉内熔融、烧制过程产生的高温、高频辐射。硅质耐火原料中游离二氧化硅含量较高，在生产过程中会产生大量矽尘（矽尘指游离二氧化硅含量在 10% 以上的粉尘）。

表 2-6　耐火原料生产工艺过程中存在的职业病危害因素

生产工艺过程	职业病危害因素	备　注
原料堆场	粉尘	原料粉尘
粉碎、配料、细磨	粉尘、噪声、振动	设备运转产生的噪声、振动
成型	粉尘、噪声	设备运转产生的噪声
干燥	粉尘、噪声、高温	—
轻烧、煅烧	粉尘、噪声、高温、SO_2、CO、NO_x	天然气燃烧产生的废气
电熔	高温、噪声、高频辐射	

三、职业病危害因素控制

（一）防尘

粉尘的产生主要是由生产设备在运行过程中密封不严造成的。应当采取以下主要控制措施：

（1）耐火原料生产企业应采用先进的机械化、自动化的工艺和设备，从源头消除或控制粉尘，在满足工艺条件的基础上，宜优先采用湿法作业。采用远距离操作、隔离室监控、计算机控制等避免人员直接接触粉尘（图 2-5）。

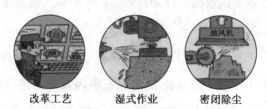

改革工艺　　湿式作业　　密闭除尘

图 2-5　主要防尘技术

（2）采用连续化生产工艺，尽量减少物料中转环节，降低物料落差，缩短物料输送距离。出料口可采用皮帘进行遮挡（图2－6），减少粉尘外逸，降低作业点粉尘浓度。

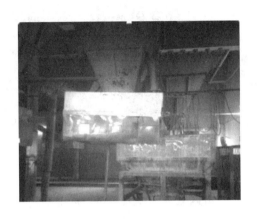

图2-6　皮帘遮挡防尘

（3）对破碎设备进行隔离，减少粉尘的扩散，或是设置密封操作仓，既可以减少粉尘的危害也可以减少噪声的危害。

（4）在各产尘点设置收尘装置，对产生的粉尘集中处理。对各个设备进行定期检查，减少漏尘点。

（5）可将破碎、粉碎工序与其他工序隔开，防止粉尘交叉污染，如图2－7所示。

（6）竖窑出料口和板式输送机受料点，应设除尘系统。当多座竖窑共用一条板式输送机时，应在每个输送机的受料点上各设一个吸风点。

（7）回转窑窑头操作区，设喷雾风扇。

（8）粉料装袋应采用磅秤装袋或包装机装袋，并进行有效的密闭收尘。

（9）保持地面的湿润，定期对工作场所进行清洁作业。

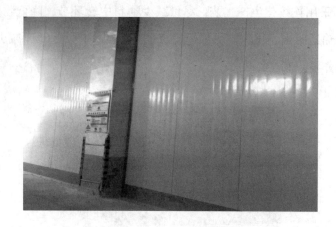

图 2-7 屏蔽墙隔尘

（10）间歇作业，可以减少作业人员接触职业病危害因素的时间。

（11）工作场所采取防尘、降尘措施后仍难以使粉尘浓度降至国家职业卫生标准所要求的水平时，必须佩戴防尘口罩，并指导劳动者正确使用防护用品。

（二）防毒

（1）加强对设备及管道的日常维护和管理，保证密闭性良好，出现磨损、破损情况及时处理，减少有毒化学物质向空气中逸散。

（2）工作场所加强通风，进入危险工作场所，应佩戴防毒面具。

（3）在窑尾收尘器处设置一氧化碳监测报警。

（4）工作场所应配备应急救援设施、急救药品以及强制通风设施。

（5）定期检测空气中各类毒性气体的含量，并告知岗位作业人员，有职业禁忌证的作业人员应调离此岗位。

（6）操作人员佩戴过滤式防毒面具等个体防护用品。

（三）防噪声

噪声的产生主要来源是各种机械设备、车辆的运转。

（1）噪声的控制方法：声源控制、传播途径控制、个体防护。

（2）主要控制措施：

① 选用低噪声的生产设备和改进生产工艺，或者改变噪声源的运动方式（如用阻尼、隔振等措施降低固体发生体的振动）。

② 将破碎机安装在封闭式或半封闭式厂房内，厂房内部墙面安装吸声材料，噪声可以降低 10～20 dB(A)；对破碎机基础进行加固或加装减振装置，可以降低 10～20 dB(A) 的噪声，如图 2-8 所示。

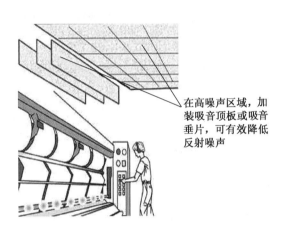

在高噪声区域，加装吸音顶板或吸音垂片，可有效降低反射噪声

图 2-8 吸声措施

③ 员工值班室和操作室尽量远离破碎机、筛分机等产生较强噪声设备，并对设备进行隔声、吸声处理。

④ 对设备的连接部位、润滑部位进行定期检查维护。

⑤ 各种风机、电机设备安装消音装置，或是安装隔声屏障，如图 2-9 所示。

⑥ 减少在噪声环境中的暴露

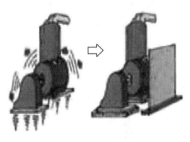

图 2-9 隔声屏障

时间。

⑦ 噪声工作场所，劳动者需佩戴个体防护用品，如耳塞、耳罩等。

（四）防振动

振动的来源主要是操作设备时产生的振动和维修检修时使用的手持电动工具。

（1）作业过程中尽量少用由人工直接操作的机械。

（2）如有可能，可以安装独立的减振操作仓。

（3）对车辆运输的司机采取防振防护措施，如使用减振器和新型人类工程学意义上的座椅（液压悬架椅），并经常对设备进行保养，对场地进行平整并予以适当的歇息，会大大降低整个身体的振动风险。

（4）对经常使用振动工具或在振动环境中工作的人员定期进行体检。

（五）防高温

高温主要存在于干燥、煅烧和电熔过程。

（1）合理设计工艺和设施，减少热源和降低热量释放。存在高温热源的车间的纵轴宜与当地夏季主导风向垂直，热源布置在夏季主导风向的下风向。

（2）对厂房采用局部通风或全面通风，降低车间内的温度。

（3）采用隔热材料将窑炉包围起来，减少向外散热和热辐射。

（4）为高温作业人员配备防暑降温物品，合理饮水和补充营养。饮料的含盐量以 0.15% ~ 0.2% 为宜，水温 8 ~ 12 ℃ 为宜，饮水方式以少量多次为宜。

（5）为作业人员建立冷气休息室，合理安排作业人员作业时间。

（6）高温作业人员应穿耐热、坚固、导热系数小、透气功能好的工作服，根据需要，穿戴防护手套、头罩和脚盖等。

（六）防高频辐射

（1）选用合适的屏蔽防护材料，对电熔炉进行屏蔽。

（2）远距离操作，间歇作业，减少在场源不必要的停留时间。

（3）配备符合要求的个体防护用品。

（七）含锆耐火材料的放射性防护

（1）选用放射性元素含量相对较低、品质相对稳定的原材料。不同国家所产锆英石中的放射性情况见表2-7。

表2-7　不同国家所产锆英石中的放射性情况

样品名称	样品中核元素比或度/$(Bq \cdot kg^{-1})$				
	226Ra	232Th	40K	IRa	Ir
越南砂	5651.5 ± 26.2	1172.4 ± 22.2	47.3 ± 4.2	28.3	19.8
海南砂	5711.3 ± 35.1	2150.8 ± 36.1	76.3 ± 12.6	28.6	23.7
澳大利亚砂	2470.6 ± 27.4	581.7 ± 23.3	50.3 ± 7.2	12.4	8.9
印尼砂	3166.0 ± 31.7	876.9 ± 29.6	62.2 ± 6.3	15.8	11.9

（2）请有资质的技术服务机构对原、辅材料及产品进行放射性检测，确保其符合国家相关规定。

（3）含锆耐火材料必须与非放射性原料分开储存和运输。设置专门放射源库（应为钢筋混凝土结构，铅玻璃窗户），并设有"电离辐射"警示标志，加强通风。

（4）劳动者尽量远离放射源，配备个体防护装备，合理安排工作时间，定期调岗，避免劳动者长期接触放射源。

（5）定期处理废弃的原、辅材料及产品。

第二节 烧结与不烧结耐火材料生产过程职业病危害及其防治措施

本节主要介绍烧结与不烧结耐火材料生产过程职业病危害及其防治措施，介绍了烧结耐火材料生产工艺流程和不烧结耐火材料生产工艺流程，介绍了各生产环节所产生的职业病危害因素，以及各种职业病危害因素的主要控制措施。

一、烧结耐火材料生产工艺流程

现以一般块状烧成耐火砖的生产工艺流程为例，介绍烧结耐火材料生产工艺。烧结耐火材料是指将物料加压成型为砖坯后，在一定温度下烧成的定型耐火制品，包括硅砖、碱性砖、锆英石砖、锆莫来石砖、锆刚玉砖、铬刚玉砖、刚玉砖、莫来石砖、硅线石砖、高铝砖、黏土砖等。烧结耐火材料生产工艺过程主要包括：原料破碎、配料、混炼、压制成型、高温烧成。生产工艺流程如图 2－10 所示。

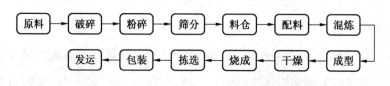

图 2－10 烧结耐火材料工艺流程

（一）原料破碎与筛分

原料的破碎、粉碎、筛分是使用机械方法（或其他方法）对原料施以外力（包括压、剪切、弯曲、撞击、研磨等作用力）。常用的破碎设备有颚式破碎机、对辊破碎机、圆锥破碎机等；常用的粉磨设备主要有球磨

机、振动磨、气流磨等。破、粉碎的一般工艺要求：①粗碎，从 300 mm
左右破碎到 50～75 mm，常用颚式破碎机；②中碎，从 50～75 mm 破碎到
3～5 mm，常用圆锥破碎机或对辊破碎机；③细碎，从 3～10 mm 粉碎到
0.1～1 mm，常用圆锥破碎机；④粉碎，从 1～3 mm 粉碎到≤0.088 mm。

（二）配料

配料是把原料（大、中、小 3 种颗粒，生料及熟料）、添加剂（结合
剂、矿化剂）和水分按一定比例配合。

在生产耐火砖过程中，若单以某一种颗粒组成得不到高致密度的耐火
制品，而需要几种颗粒互相填充才能得到高致密度的制品；若单用熟料作
骨料制耐火砖时，一是强度低，二是烧成困难，由此，一般耐火制品除用
熟料外，还需加入一定量的生料并且还需加水（如黏土砖）。

有些耐火制品为了得到比较稳定的矿物组分，还需加入少量的矿化剂
以促进砖中生成某种稳定矿物（如硅砖）。

（三）混炼（混合）

原料按照一定的比例配合后，在混炼机中混炼。混炼的目的是使大小
不同颗粒的原料和添加物以及水分等混合均匀，避免产生偏析现象。经过
混炼后的泥料放置一定时间后再成型，目的是使泥料进一步均匀化，增加
泥料的塑性和耐火制品的强度。这项操作过程称为困泥又叫困料。混炼是
使不同组分和粒度的物料与适量的结合剂经混合和挤压作用达到分布均匀
和充分润湿的泥料制备过程。

困料的作用随坯料的性质不同而异，如使结合黏土和水分分布得更加均
匀些，充分发挥结合黏土的可塑性能和结合性能，以改善坯料的成型性能。而
对氧化钙含量较高的镁砖坯料进行困料，则为了使氧化钙在坯料中充分消化，
以避免成型后的砖坯在干燥和烧成初期由于氧化钙的水化而引起砖坯开裂。

（四）成型

成型是借助外力和模型将坯料加工成为具有一定尺寸、形状和强度的坯体或制品的过程,是耐火材料生产过程中的重要环节。成型的目的是使耐火制品具有符合规定的致密度、外形尺寸和强度。耐火材料的成型方法很多,按坯料含水量的多少可分为半干法(坯料水分5%左右)、可塑料(水分15%左右)和注浆法(水分40%左右)。耐火制品生产中可根据坯料的性质、制品的形状、尺寸和工艺要求选用成型方法。一般多采用半干法成型,浇注和等静压以及振动成型制品的数量也在增加。

(五)干燥

干燥指用蒸发的方法从物料中排出所含水分的过程,可降低物料的水分。成型后的砖坯含水量较高,烧成之前预先进行干燥,其目的在于提高机械强度,便于运输、装窑以及避免在烧成时因升温过快水分剧烈排出而造成裂纹。砖坯的含水量与成型方法有关,可塑成型的砖坯一般含水量为10%～20%。而半干成型含水量为3%～10%。无论是可塑成型还是半干成型的坯料在烧成前都要进行干燥,以提高物料强度,保证物料烧成初期快速升温,缩短烧成时间,提高制品合格率。干燥方法可分为常温干燥和加热干燥两种方法,此外还有红外干燥、微波干燥等方法。

(六)烧成

砖坯经干燥,水分降至2%以下就可入窑烧结。砖坯在烧结过程中进行一系列物理化学反应,使坯体变得致密,强度增加,体积稳定,成为具有一定外形尺寸的耐火制品。烧成过程要控制烧成温度、烧成时间和气氛性质等。目前主要烧成设备为隧道窑和倒焰窑。煅烧过程是耐火材料生产过程中最重要的工艺过程之一,该过程所采用窑炉种类较多,包括隧道窑(图2-11)、回转窑等。无论采用何种烧成设备,对于制品来说,都要经过装窑、烧窑、出窑3个基本操作程序。烧窑过程需经过升温、保温和降温3个过程。

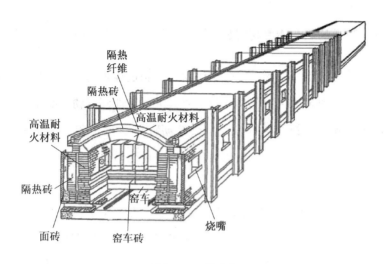

图 2 - 11 隧道窑

二、不烧结耐火材料生产工艺流程

不烧结耐火材料是指将物料加压成型为砖坯后，不进行烧结的定型耐火制品。其主要产品是不烧砖，如镁（铝）碳砖、碳砖、磷酸盐砖、不烧耐碱砖、不烧镁铬砖等。其生产工艺过程主要包括：原料破碎、原料混合、成型。由于不烧结耐火材料与烧结耐火材料在工艺上的区别仅在坯料不进行煅烧这一环节，其他环节基本一致，所存在的职业病危害也基本类同，因此本节对烧结和不烧结耐火材料生产过程中存在的职业病危害及其防治措施一并阐述。不烧结耐火材料生产工艺流程如图 2 - 12 所示。

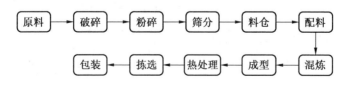

图 2 - 12 不烧结耐火材料生产工艺流程

三、存在的职业病危害因素

原料进行破碎、粉碎、筛分、配料、混炼过程中均会产生粉尘，企业需要测定粉尘中游离二氧化硅含量，对其进行定性判定粉尘类型。在结合剂的使用过程（配料、混炼等）中会有沥青挥发物（在高温作用下可能会产生 PAH 多环芳烃）、乙酸乙烯酯、酚醛树脂粉尘、磷酸、氢氧化钠等化学有害因素。

混合后的物料装模后压制成型，产生粉尘、噪声和振动等职业病危害因素。

仪器设备的运转会产生噪声，尤其破碎工序产生噪声较大。

在干燥过程中产生高温，如采用红外辐射干燥、微波干燥则存在红外辐射及微波辐射，如采用燃料燃烧加热干燥则会产生 SO_2、CO、CO_2、NO_x、煤尘等因素，采用的沥青黏合剂在高温下可能会产生 PAH 多环芳烃等致癌物质。

煅烧过程存在高温。同时，使用煤或天然气作为燃料燃烧，存在 SO_2、CO、CO_2、NO_x、煤尘，采用的沥青黏合剂在高温下可能会产生 PAH 多环芳烃等致癌物质等。

耐火材料生产企业进行检维修焊接时会有噪声、紫外辐射、电焊烟尘等职业病危害因素。

烧结耐火材料与不烧结耐火材料生产过程中可能存在的职业病危害因素，见表 2 - 8。

表 2 - 8　烧结耐火材料与不烧结耐火材料生产过程中可能存在的职业病危害因素

生产工艺过程	职业病危害因素	备　　注
原料堆场	粉尘、沥青、乙酸乙烯酯等	不同结合剂化学毒物也不尽相同
破碎、粉碎、筛分	粉尘、噪声、振动	设备运转时产生噪声、振动

表 2-8（续）

生产工艺过程	职业病危害因素	备　　注
料仓	粉尘	—
配料、混合	粉尘、噪声、振动、沥青、乙酸乙烯酯等	设备运转时产生的噪声、振动，不同结合剂化学毒物也不尽相同
成型	粉尘、噪声、振动、沥青、乙酸乙烯酯等	设备运转时产生的噪声、振动，不同结合剂化学毒物也不尽相同
干燥	粉尘、噪声、高温、高频辐射、微波、红外辐射、SO_2、CO、CO_2、NO_x、沥青挥发物（PAH 多环芳烃）等	如采用红外辐射干燥器、高频及微波干燥则存在红外辐射、高频辐射及微波辐射；如采用烟气隧道干燥器则存在 SO_2、CO、CO_2、NO_x，不同结合剂化学毒物也不尽相同
烧成	粉尘、噪声、高温、SO_2、CO、CO_2、NO_x（PAH 多环芳烃）	化学毒物为煤或天然气燃烧产生的废气
检选	噪声	—
包装	粉尘、噪声	—

耐火材料生产过程中产生职业病危害因素的关键控制点为原料破碎、粉碎及筛分工序的产生的粉尘、噪声以及在干燥、煅烧工序产生的高温及 PAH 多环芳烃。

四、职业病危害防控措施

（一）原料的破碎与筛分

原料由铲车送至破碎机，经破碎、粉碎后由斗式提升机或带式输送机输送到筛分机进行筛分，经筛分后的物料输送至料仓备用。该过程各个环节都能产生粉尘，主要为原料粉尘。原料破碎、筛分等环节设备运转会产生噪声、振动，破碎机、筛分机、除尘设施、风机等为噪声源。

1. 防尘

（1）采用机械化、密闭化、自动化连续生产工艺。减少物料中转环节，降低物料落差，缩短物料输送距离。

（2）采取封闭堆棚存储各种原料，并保证物料正常流动，严防塌陷和粉尘外逸，厂房设置除尘设施，如图2-13所示。

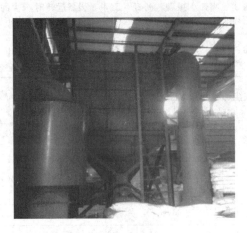

图2-13　贮料间设置脉冲袋式除尘器

（3）生产设备的布置，应为除尘系统的合理布置提供必要的条件，并为除尘设备留出足够的检修场地。

（4）铲车驾驶室尽量密闭，避免人员直接接触粉尘。

（5）非冰冻季节，可对原料库内的非水硬性物料的料堆进行喷雾淋水降尘。

（6）带式输送机应进行整体密闭；或者在受料点、卸料点进行局部密闭，中部设有可升降导向密闭罩或固定密闭罩，设置清扫器。

（7）颚式破碎机的进、出料口，应设密闭罩和通风除尘与喷雾洒水设施（生产易水化品种时例外，如镁钙质耐火材料）。圆锥、锤式、辊式和反击式等破碎机，均应采取密闭除尘措施。

（8）生产设备与其配套的除尘设备，应有电气联锁、延时开停装置。

（9）原料破碎、粉碎作业宜与成型作业隔开或分区域设置，如图2-

14 所示。

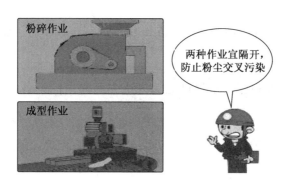

图 2 – 14　分区域作业

（10）振动筛、转动筛和固定斜筛等应采用凹槽盖板整体密闭罩或局部密闭罩，并进行通风除尘。粉料包装应采用包装机，并设置除尘装置。

（11）及时清扫地面及作业面，避免刮风或车辆行驶时带起的扬尘。

（12）定期对除尘设施进行检查、维护和保养，确保其正常有效的运行。

（13）固定岗位作业人员应远离尘源处，并为劳动者配备防尘口罩。

2. 防毒

（1）加强对设备及管道的日常维护和管理，保证密闭性良好，出现磨损、破损情况及时处理，减少有毒化学物质向空气中逸散。

（2）原料库设置排风装置，宜采用全面通风。

（3）为操作人员佩戴过滤式防毒面具等个体防护用品，并指导劳动者正确佩戴。

3. 防噪、减振

（1）优先采用低噪声设备，对破碎机、振动筛等设备尽可能单独布置，并加装减振基台。

（2）将破碎机、细磨设备等安装在封闭式或半封闭式厂房内，厂房内部墙面安装吸声材料，对破碎机及细磨设备的基础进行加固或加装减振装置。

（3）对于设备的连接部位、润滑部位进行定期检查、维护，降低摩擦声。

（4）值班室和操作室尽可能远离产生高噪声的设备，并进行隔声、吸声处理。

（5）劳动者进行操作或巡检时应做好个体防护，佩戴防噪耳塞或耳罩。

（二）配料与混合

由配料车或人工从料仓进行取料，按照一定比例进行配料，混料中需人工加入适量的添加剂，该过程粉尘产生量较大。生产过程中设备运转可产生噪声、振动。

1. 防尘

（1）配料与混炼作业应按生产系统设除尘系统，现耐火材料生产企业多采用脉冲袋式除尘器，如图 2 – 15 所示。

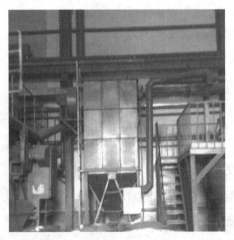

图 2 – 15　脉冲袋式除尘器

（2）贮料槽应根据进料方式和料槽的组成情况，进行有效的密闭除尘。

（3）带式输送机进行整体密闭，或者在受料点、卸料点进行局部密闭，并采取除尘措施。

（4）从料仓取料、配料过程中，宜采用配料车，避免人工操作。

（5）称量配料车的料罐受料处和料斗的密闭扇形阀上，均应设通风除尘设施。

（6）所有给料设备宜进行密闭除尘。

（7）贮料槽应根据进料方式和料槽的组成情况，进行有效的密闭除尘。风送料槽应采用脉冲袋式除尘器进行尾气净化。料槽槽壁开孔，均应不少于两个，开孔孔底应留出一定坡度，以防积灰。

（8）及时清扫地面及作业面，避免扬尘。工艺允许的情况下，可对地面进行洒水抑尘。

（9）定期对除尘设施进行检查、维护和保养，确保其正常有效的运行。

（10）为劳动者配备合理有效的防护用品，如配备防尘口罩，并指导劳动者正确佩戴个体防护用品。

2. 防毒

（1）工作场所设置通排风装置。

（2）为操作人员佩戴过滤式防毒面具等个体防护用品。

3. 防噪、减振

（1）值班室和操作室尽可能远离产生高噪声的设备，并进行隔声、吸声处理。

（2）风机采用隔声措施，设置隔声罩。

（3）劳动者进行操作或巡检时应做好个人防护，佩戴防噪耳塞或耳罩。

（三）成型

成型是借助外力和模型将坯料加工成为具有一定尺寸、形状和强度的坯体或制品的过程，是耐火材料生产过程中的重要环节。

混合后的物料装模后压制成型，该过程可能会用到风动振动棒等设备，人工进行捣实作业，产生粉尘、噪声和振动等职业病危害因素。

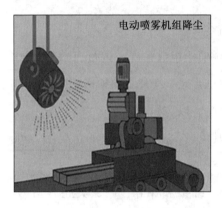
图 2-16　喷雾降尘

1. 防尘、防毒

（1）在满足生产工艺和产品质量条件下，成型工段厂房可采用电动喷雾机组进行降尘（生产易水化产品除外，如镁钙质耐火材料），如图 2-16 所示。

（2）摩擦压砖机，宜采用单侧下吸式或双侧下吸式排风罩。

（3）清除砖坯表面浮尘，宜采用带密闭罩的吹、吸除尘措施。

（4）废砖、废料等应放入专用的废品桶内，并应及时处理。

（5）砖坯检尺台宜设置吸风罩。

（6）为劳动者配备相关的个体防护用品，如防尘口罩、防毒面具，指导劳动者正确佩戴。

（7）定期对除尘设施进行检查、维护和保养，确保其正常有效的运行。

2. 防噪、减振

（1）值班室和操作室尽可能远离产生高噪声的设备，并进行隔声、吸声处理。

（2）劳动者进行操作或巡检时应做好个人防护，佩戴防噪耳塞或耳罩。

（3）捣实作业尽量采用机械自动化，必须使用人工作业时，为其配备减振手套。

（四）干燥与煅烧

干燥与煅烧过程存在的主要职业病危害因素为粉尘、高温、噪声，如采用红外辐射干燥器、微波干燥则存在红外辐射、微波辐射，如采用烟气隧道干燥器则存在二氧化硫、一氧化碳、氮氧化物、煤尘等。图2-17所示为干燥窑。图2-18所示为隧道窑及窑车。

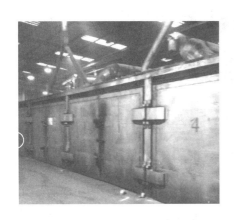 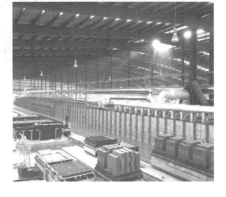

图2-17　干燥窑　　　　　　　　图2-18　隧道窑及窑车

煅烧过程是耐火材料生产过程中最重要的工艺过程之一，该过程所采用窑炉种类较多，包括隧道窑、回转窑等。主要产生的职业病危害因素为粉尘、噪声、高温、一氧化碳、氮氧化物、二氧化硫和PAH多环芳烃等。

1. 防尘

（1）干燥、煅烧工段厂房设置通风、排风装置，采取全面通风或局部通风。

（2）烧成工艺，应采用隧道窑、梭式窑炉，一般不再采用倒焰窑。

（3）烧成工序的两条隧道窑间的操作台及装窑、卸窑点，可设置喷雾风扇（生产易水化品种时例外），如图 2 – 19 所示。

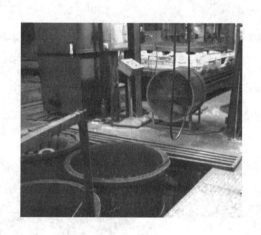

图 2 – 19　装窑作业点设置风扇

（4）严格控制各项工艺指标，建立稳定的干燥、煅烧制度，保障生产状态连续、平稳。

（5）定期对除尘设施进行检查、维护和保养，确保其正常有效的运行。

（6）为劳动者配备合理有效的个体防护用品，如配备防尘口罩。

2. 防毒

（1）在窑炉、干燥窑处设置一氧化碳监测报警仪。

（2）加强对设备及管道的日常维护和管理，保证密闭性良好，出现磨损、破损情况及时处理，减少有毒化学物质向空气中逸散。

（3）干燥煅烧工作场所需加强通风，设置机械排风、事故排风系统，且事故通风次数不小于 12 次/h。

（4）燃气窑炉和燃气管道的仪表控制室和操作工位应设固定式泄漏报警装置。

（5）电拖车应有声响及警示灯设施。

（6）工人巡检时配置便携式检测报警仪并佩戴个体防护用品。

3. 防高温

（1）干燥、煅烧工段厂房设置通风、排风装置，采取全面通风或局部通风。

（2）对于高温设备及其连接的管道装设隔热保温材料，减少设备散热。

（3）夏季持续高温时间段，合理制定作业人员的巡检路线，减少在窑炉、干燥窑等高温设备附近的停留时间。

4. 防噪声

（1）仪器设备自动化运行，减少人员接触。

（2）值班室和操作室尽可能远离产生高噪声的设备，并进行隔声、吸声处理。

（3）劳动者进行操作或巡检时应做好个人防护，佩戴防噪耳塞或耳罩。

5. 防微波辐射

（1）使用合格的微波辐射干燥器，正确操作微波设备。

（2）可对辐射源进行密闭。

（3）定期测量工人操作位微波辐射剂量，确保其在限值范围内。

（4）为工人配备合适的防微波辐射服。

6. 防红外线辐射

（1）红外线辐射的防护，重点是对眼睛的保护，严禁裸视注视光源。

（2）尽量远离辐射源或采用隔热保温层、反射性屏蔽、吸收性屏蔽及穿戴隔热服，减少辐射强度。

（3）减少接触红外线的时间。

（4）减少红外线暴露的热负荷。

（5）定期对接触红外线的工人进行眼睛检查。

（五）产品检测

某些耐火材料生产企业在进行产品检测过程中会用到 X 射线检测，产生电离辐射。在使用 X 射线探伤时需采取防护措施。图 2-20 所示为 X 射线探伤区。

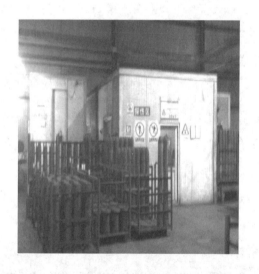

图 2-20　X 射线探伤区

（1）探伤室设置应充分考虑周围的辐射安全，操作室应与探伤室分开并尽量避开有线束照射的方向。

（2）探伤室应设置门-机联锁装置，并保证在门关闭后 X 射线装置才能进行探伤作业，门打开时应立即停止 X 射线照射，关上门不能自动开始 X 射线照射。门－机联锁装置的设置应方便探伤室内部的人员在紧急情况下离开探伤室。

（3）探伤室内外醒目位置处应有清晰的对"预备"和"照射"信号意义的说明。

（4）探伤室防护门上应有电离辐射警告标识和中文警示说明。

（5）探伤室应安装紧急停机按钮或拉绳，确保出现紧急事故时，能立即停止照射。按钮或拉绳的安装，应使人员处在探伤室内任何位置时都不需要穿过主射线束就能够使用。

（6）探伤室应设置机械通风装置，排风管道外口避免朝向人员活动密集区，每小时有效通风换气次数不应小于 3 次。

（7）进行探伤作业时需要穿防护衣，戴防护手套。

第三节　散状耐火材料生产过程职业病危害及其防治措施

本节主要介绍散状耐火材料生产过程职业病危害及其防治措施，重点介绍了散状耐火材料生产工艺流程、各生产环节所产生的职业病危害因素，以及各种职业病危害因素的主要控制措施。

一、散状耐火材料简介

散状耐火材料是由具有一定粒度级配的耐火骨料和粉料、结合剂、外加剂混合而成的不定形耐火材料。它没有固定的外形，呈松散状、浆状或泥膏状，采用浇注、涂抹、捣打、挤压和喷射的方法进行生产。

散状耐火材料品种繁多，可根据材质种类、结合方式等进行分类。按所用耐火物料的材质可分为刚玉质、高铝质、黏土质、硅质、铝尖晶石质、镁质、碳化硅质、含碳质等不定形耐火材料。按结合形式可分为水合结合、陶瓷结合、化学结合、黏着结合和凝聚结合等不定形耐火材料。

散状耐火材料生产中，常用于作为耐火骨料和粉料的耐火原料有铝矾土熟料、黏土质原料、半硅质原料、硅质原料、镁质原料、蓝晶石族矿物原料、莫来石、工业氧化铝、刚玉、尖晶石类原料、碳化硅、氮化硅、铬铁矿、锆英石等。

散状耐火材料生产中使用的结合剂按化学成分与性质可分为无机结合剂和有机结合剂。

无机结合剂按其化学成分可分为以下几类：

（1）硅酸盐类：硅酸盐水泥、水玻璃以及结合黏土等。

（2）铝酸盐类：铝酸钙水泥（包括高纯与普通）、铝酸钡水泥等。

（3）磷酸盐类：磷酸与各种磷酸盐，如磷酸二氢铝、磷酸镁、磷酸二氢铵、铝铬磷酸盐、三聚磷酸钠、磷酸钠等。

（4）硫酸盐：硫酸铝、硫酸镁等。

（5）氯化物：氯化镁与卤水、聚合氯化铝等。

（6）溶胶（或凝胶）及微粉：氧化硅溶胶、氧化铝溶胶、氧化硅－氧化铝复合溶胶、活性氧化铝及氧化硅微粉等。

有机结合剂包括以下几类：

（1）天然有机物或从天然有机物中分类出来的物质，主要有淀粉、糊精、阿拉伯树胶、糖蜜、纸浆废液及木质硫酸钙、海藻酸钠、焦油、沥青等。

（2）合成有机物：包括各种树脂，如酚醛树脂、环氧树脂、脲醛树脂等。此外，还有聚乙烯醇、羧甲基纤维素、硅酸乙酯、聚醋酸乙烯酯等。

散状耐火材料生产过程中的常用的外加剂包括以下几类：

（1）减水剂：主要有磷酸盐及其聚合物、硅酸钠、木质素磺酸盐及其衍生物、高级多元醇、聚氧乙烯醚及其衍生物、多元醇复合体、萘磺酸盐甲醛缩合物等。

（2）增塑剂：常用的有塑性黏土、膨润土等。

（3）促凝剂：不同的结合剂要使用不同性质的促凝剂。如以铝酸钙水泥结合的浇注料所用的促凝剂多数为碱性化合物：氢氧化钠、氢氧化钙、碳酸钠、碳酸钾等。以磷酸和磷酸二氢铝结合的浇注料使用的促凝剂有活性氢氧化铝、滑石、铝酸钙水泥、碱式氯化铝等。以水玻璃结合的浇注料使用的促凝剂有磷酸铝、磷酸钠、石灰、硅酸二钙、聚合氯化铝等。

（4）缓凝剂：氯化钠、柠檬酸、乙二醇、甘油、淀粉、磷酸盐等。

二、散状耐火材料生产工艺流程

散状耐火材料生产工艺比较简单，主要是一个混合的过程。图 2－21 所示为散状耐火材料生产设备。

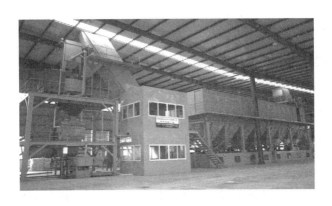

图 2－21　散状耐火材料生产设备

三、职业病危害因素

散状耐火材料生产中，在原料配料、混合过程粉尘危害较大，散状耐火材料生产过程中可能存在的职业病危害因素见表2-9。

表2-9 散状耐火材料生产过程中可能存在的职业病危害因素

生产工艺过程	职业病危害因素	备 注
转运、配料、混合	粉尘，沥青、乙酸乙烯酯、外加剂等化学毒物，噪声	不同类结合剂、外加剂其化学毒物也不尽相同，设备运转时产生的噪声

四、职业病危害因素控制

（一）防尘

（1）采用机械化、密闭化、自动化连续生产工艺，减少物料中转环节，降低物料落差，缩短物料输送距离。

（2）对粉尘源进行隔离，减少粉尘的扩散，或是设置密封操作仓。

（3）带式输送机根据工艺要求进行密闭，设置清扫器。

（4）在各产尘点设置收尘装置，对产生的粉尘集中处理。对各个设备进行定期检查，减少漏尘点。

（5）散状耐火材料选用袋装时，宜选用带有内衬塑料薄膜的包装袋，减少粉尘逸散。

（6）搬运时宜轻拿轻放，不宜滚动和抛掷，避免二次扬尘。

（7）保持散状耐火材料堆放区域地面整洁，减少车辆在行驶过程中产生的扬尘。

（8）指导劳动者正确佩戴个体防护用品，建议选用KN95及以上型号的防尘口罩。

（二）防毒

（1）工作场所加强通风，设置机械排风、事故排风系统，且事故通风次数不小于 12 次/h。

（2）为劳动者配备过滤式防毒面具，并指导劳动者正确佩戴。

（3）工作场所设置喷淋洗眼装置，并保证连续供水，冬季寒冷地区需保证冬季供水。喷淋洗眼装置需靠近可能发生相应事故的工作地点，其服务半径应小于 15 m。

（4）工作场所应制定应急预案并配备急救药品，如医用酒精、解毒药品、脱脂棉花、医用胶布等。定期对作业人员进行应急演练。

（5）实行人员定期轮换，以免生产人员长期吸入毒物。

（6）工作场所醒目位置设置警示标识。

（三）防噪

（1）产生噪声的设备（搅拌机、混料机等）安装隔声屏障或设置独立的操作间。

（2）对设备的连接部位、润滑部位进行定期检查维护。

（3）远离噪声源，合理安排工作时间，减少劳动者接触时间，并为劳动者配备耳塞。

第四节　熔铸与熔融喷吹耐火材料生产过程职业病危害及其防治措施

本节主要介绍熔铸与熔融喷吹耐火材料生产过程职业病危害及其防治措施，重点介绍了熔铸与熔融喷吹耐火材料生产工艺流程、各生产环节所产生的职业病危害因素，以及各种职业病危害因素的主要控制措施。

一、生产工艺流程

（一）熔铸耐火材料生产工艺流程

熔铸耐火材料是指将耐火原料经过配料混匀和细磨等工序，用电弧炉熔化成均匀的液体、直接浇铸到预制好的模具内经冷却结晶成形，再经退火处理而成的产品。

熔铸耐火材料按照化学成等分划分，分为铝硅系、铝硅锆系、镁铬系、氧化铬系、镁铝系、氧化铝系等6种。如熔铸莫来石砖、刚玉砖和镁砖等。它们的坯体致密，机械强度高、高温结构强度大，抗渣性好，使用范围不断在扩大。

生产工艺主要包括配料、熔化、模型、浇铸、退火、精加工等环节。

熔铸耐火材料生产工艺流程如图2－22所示。

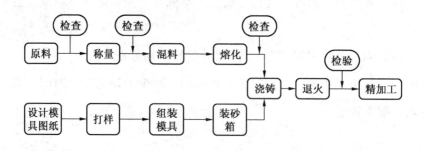

图2－22　熔铸耐火材料生产工艺流程图

首先需根据产品使用条件及对产品使用性能要求的不同，按照一定的配比进行混料。

混合料的熔炼是在电弧炉等熔炼炉中进行的。在电弧炉中，利用电弧放电时在较小空间里集中巨大能量可获得3000 ℃温度，进而将物料熔化。图2－23所示为使用电熔炉进行熔融、浇铸的过程。

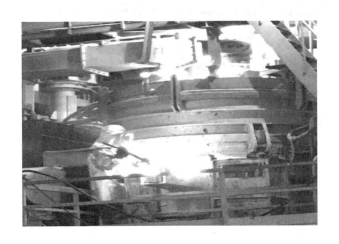

图 2 - 23　熔融、浇铸作业

浇铸是将熔融体由电炉直接浇入铸模的过程。该过程中，先浇入铸模的熔体先凝固，形成固相区，未凝固的区域称为熔融区或液相区。浇铸温度越高，熔体的充型性越好，但如果温度过高，极易产生热裂。

熔铸耐火材料传统的制模技术是采用不同粒级的石英砂加入液态水玻璃混合，经手工成型模板，再通过加热炉烘烤至 200 ℃左右保温，硬化后的模板组装成铸模，铸模经一次浇铸使用后即作废。

浇铸方法主要包括普通、倾斜、无缩孔和准无缩孔等浇铸方法。

浇铸完成之后，为了防止铸件在冷却过程及使用过程中开裂，制品浇铸成型后需要进行退火处理。退火方法主要分为保温退火法和外供热退火法。保温退火法是将铸件放在保温箱中减小降温速度进行退火。外供热退火法是利用热源保持铸件外表面按一定的温降速率降温的方法，隧道窑退火法是常见的外供热退火法。

精加工主要是通过机械加工对耐火材料进行后处理，一般包括切割和打磨。切割主要是用锯床切割，使耐火材料形成大概的尺寸，然后通过磨床磨平。在打磨时需要按照图纸尺寸进行控制。

（二）熔融喷吹耐火材料生产工艺流程

熔融喷吹耐火材料，是将耐火原料经过配料混匀和细磨等工序后，用电弧炉熔化成均匀的液体，再以高压空气或过热蒸汽进行喷吹，使之分散成纤维或空心球，经冷却结晶而成的产品。

熔融喷吹耐火材料生产工艺主要包括配料、熔化、喷吹等环节。

熔融喷吹耐火材料生产工艺流程如图 2 – 24 所示。

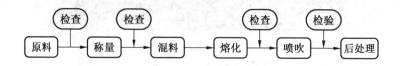

图 2 – 24　熔融喷吹耐火材料生产工艺流程图

熔融喷吹耐火材料与熔铸耐火材料在工艺上的主要区别在于耐火原料液体不浇铸到预制好的模具内，而是用高压空气或过热蒸汽进行喷吹形成纤维或空心球。

二、职业病危害因素

由于熔融喷吹耐火材料与熔铸耐火材料在生产过程中，所存在的职业病危害基本类同，因此本节对两种生产工艺流程中存在的职业病危害因素一并进行阐述。

两种生产工艺流程中存在的主要职业病危害因素：

（1）配料、混料过程存在的粉尘、化学毒物。

（2）熔炼过程存在的高频电磁场、高温、噪声。

（3）浇铸退火、喷吹过程存在的高温。

（4）精加工、后处理过程产生的粉尘、噪声、手传振动等。

三、职业病危害因素控制

（一）防尘、防毒

粉尘主要是在配料、混料、装砂、精加工、后处理过程产生的，化学毒物主要是在使用添加剂、黏结剂过程中存在的。

（1）优先采用先进的生产工艺、生产设备，提高机械化、密闭化、连续化程度，如图 2 – 25 所示。

（2）采取封闭、半封闭堆棚存贮各种原料，并保证物料正常流动，严防塌陷和粉尘外逸，如图 2 – 26 所示。

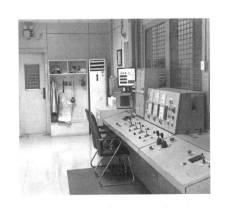 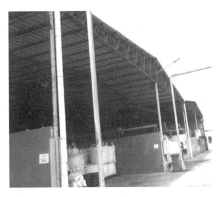

图 2 – 25　机械自动化操作　　　　　图 2 – 26　原料堆棚

（3）尽量减少物料中转环节，降低物料落差，缩短物料输送距离，设置配套的除尘设施。

（4）各产生粉尘的作业点设置除尘装置（图 2 – 27），并对各个设备进行定期检查、维护和保养，确保其正常有效的运行。

（5）工作场所地面及工作台应及时清扫（图 2 – 28），避免造成二次扬尘。

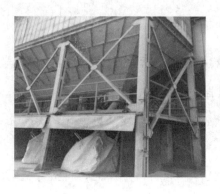

图 2 - 27　带式除尘器　　　　　图 2 - 28　清扫浮尘

（6）模具制造过程中使用的木工圆盘锯采取密闭除尘措施，如图 2 - 29 所示。

（7）精加工、后处理切割打磨过程采用湿法作业来降低粉尘的排放，采取措施防止粉尘的二次排放，如图 2 - 30 所示。

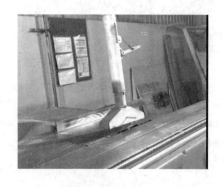
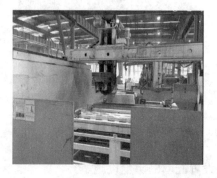

图 2 - 29　圆盘锯密闭除尘　　　　　图 2 - 30　湿式切割

（8）模具加工、精加工、后处理过程使用砂轮打磨时，为防止飞溅，需为劳动者佩戴防冲击眼镜。

（9）添加剂、黏结剂存放场所及添加剂、黏结剂使用场所设置通风系统。

（二）防噪声

噪声的产生，主要是生产过程中机械设备运转、除尘设备、风机等产生的。

（1）在工艺允许的情况下，尽可能将产生高噪声设备相对集中布置，并采取相应的隔声、吸声、消声措施。采取隔声罩，降噪效果一般为 10～30 dB；采取吸声降噪措施，降噪效果一般为 3～15 dB。

（2）对于设备的连接部位、润滑部位进行定期检查、维护，减小摩擦声。

（3）劳动者进行操作或巡检时应做好个人防护，佩戴防噪耳塞或耳罩。

（4）合理安排工作时间，尽量减少劳动者的接触时间。

（5）组织劳动者进行健康体检，以便早发现听力损伤患者，及时调离原工作岗位。

（三）防高温

高温主要存在于熔化、浇铸、喷吹和退火等生产过程中。

（1）高温热源的车间的纵轴宜与当地夏季主导风向垂直，热源布置在夏季主导风向的下风向。

（2）对厂房采用局部通风或全面通风，降低车间内的温度；电熔炉附近采取局部降温措施。

（3）对于高温设备及其连接的管道装设隔热保温材料，减少设备散热。

（4）为作业人员建立休息室，合理安排作业人员作业时间。

（5）合理制定作业人员的巡检路线，减少在电熔炉等高温设备附近的停留时间。

（6）进行高温作业时需穿戴防护服、耐高温手套，如图 2－31 和图 2－32 所示。

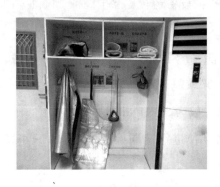 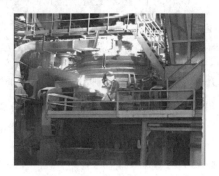

图 2－31　防护用品　　　　　图 2－32　操作时需穿戴防护用品

（四）防高频辐射

高频辐射主要是电熔炉工作时电弧放电时产生的高频电磁场。

（1）场源屏蔽，选用合适的屏蔽防护材料（如铁镍软磁合金材料），对电熔炉进行屏蔽。

（2）远距离操作，间歇作业，减少在场源不必要的停留时间。

（3）劳动者进行操作或巡检时佩戴防护服和防护手套等相应的防护用品。

（4）对于长期接触电磁辐射的操作人员应定期进行职业健康体检，发现有相关症状的人员，及时脱离接触岗位并予以治疗。

第三章 耐火材料生产企业职业病危害防治管理

本章介绍了耐火材料生产企业职业病危害防治管理的基本内容，分六节对职业病危害防治管理的基本内容进行了全面阐述。主要介绍了企业职业卫生管理的基本要求，建设项目职业病危害防护设施管理要求，企业职业病危害告知与警示标识管理办法，职业病危害个体防护用品的管理知识，职业健康监护管理要求，职业病危害防治管理其他工作。

第一节 职业卫生管理基本要求

本节对耐火材料加工企业职业卫生管理工作提出了基本要求，从组织机构和人员配备、职业卫生管理制度和操作规程、工作场所基本条件、职业病防治投入、作业人员职业卫生保护权利与义务、职业卫生档案管理6个方面阐述了职业卫生管理的具体内容。

企业应当加强职业病防治工作，为劳动者提供符合法律、法规、规章、国家有关职业卫生标准要求的工作环境和条件，并采取有效措施保障劳动者的职业健康。企业是职业病危害防治的责任主体，并对本单位产生的职业病危害承担法律责任。企业的主要负责人对本单位职业病危害防治工作全面负责。企业应当建立、健全职业病防治责任制，加强对职业病危害防治的管理，提高职业病危害防治水平。

一、组织机构和人员配备

根据国家有关职业卫生监督管理部门的规定，耐火材料生产企业属于职业病危害风险严重的企业，不论作业人员数量多少都应当设置或者指定职业病危害防治管理机构或者组织，配备专职职业卫生管理人员，负责本单位的职业病危害防治工作。

企业主要负责人和职业卫生管理人员应当具备与耐火材料生产相适应的职业病危害防治知识和管理能力，并接受相应的培训。

企业应当根据机构设置、作业人员数量和职业病危害因素的种类、水平以及分布情况，明确企业主要负责人、分管负责人、部门负责人、班组负责人以及岗位作业人员等各层级的职业病危害防治职责，建立职责清晰、逐级落实的职业病危害防治责任体系。

二、职业卫生管理制度和操作规程

企业应当根据国家职业病防治法律法规和国家有关职业卫生监督管理部门的规定以及国家有关职业卫生标准，结合本单位职业病危害防治工作的实际情况，建立包括下列内容在内的职业卫生管理制度：

（1）职业病危害防治责任制度。

（2）职业病危害警示与告知制度。

（3）职业病危害项目申报制度。

（4）职业病防治宣传教育培训制度。

（5）职业病防护设施维护检修制度。

（6）职业病防护用品管理制度。

（7）职业病危害监测及评价管理制度。

（8）建设项目职业卫生"三同时"管理制度。

（9）作业人员职业健康监护及其档案管理制度。

（10）职业病危害事故处置与报告制度。

（11）职业病危害应急救援与管理制度。

（12）岗位职业卫生操作规程。

（13）法律、法规、规章规定的其他职业病防治制度。

职业病危害防治管理制度应当包括目标、依据、职责、内容、考核方法和支撑文件等要素。制定起草后应征求各部门及作业人员的意见和建议，以利于制度发布后的贯彻执行；发布前应进行合规性审查，审查后由主要负责人签发。新发布实施的职业病危害防治管理制度应组织全体作业人员学习培训。

职业卫生岗位操作规程是指为保障作业人员身体健康，有效预防、控制和减少各类职业病的发生而制定的，在职业活动中必须遵循的程序或步骤。操作规程编制要以岗位职业病危害因素防治为目的，综合考虑职业病危害因素的种类、理化特性及分布，突出实用性和可操作性，需要基层作业人员参与。岗位操作规程应条款清楚、用词规范、简明易懂，便于作业人员理解和掌握。

职业病危害防治管理制度和岗位职业卫生操作规程发布实施后，应当在办公区域、工作场所醒目位置张贴或以内部办公局域网等形式予以公布，以便作业人员充分了解并自觉遵守。

三、工作场所基本条件

工作场所是作业人员进行职业活动的地点，也是产生职业病危害因素的场所。耐火材料生产企业除应当符合法律、行政法规规定的设立条件外，其工作场所还应符合下列基本要求：

（1）职业病危害因素的强度或者浓度符合国家职业卫生标准。按照《工作场所有害因素职业接触限值　第1部分：化学有害因素》（GBZ 2.1—2007）和《工作场所有害因素职业接触限值　第2部分：物理因素》（GBZ 2.2—2007）的要求，采取工程技术措施对工作场所中粉尘、有毒有害物质、噪声、高温等职业病危害因素进行控制，以保证作业人员身体健康不受损害。

（2）有与职业病危害防护相适应的设施。根据工作场所产生的职业病危害因素的种类、浓度等设置相应的职业病危害防护设施。如在工作场所各产尘点安装收尘器；在高噪声设备上安装消声器；在热风管道等高温部位加装保温隔热材料等。

（3）生产布局合理，符合有害与无害作业分开的原则。生产布局应综合考虑职业病危害因素的浓度或强度。如考虑到粉尘和废气等排放物，宜将生产区布置在当地夏季最小频率风向的上风侧。生产设备布局在满足生产需要的前提下，还要考虑设备对附近人员和其他设备的影响，如磨机、空压机产生较大噪声，振动的设备相对集中安装在单层厂房或多层厂房的底层，并远离办公和休息区域。有害作业与无害作业分开，如化验室化学分析操作间和其他操作间分开；单独设置X射线荧光分析室等。

（4）有配套的更衣间、洗浴间、孕妇休息间等卫生设施。

（5）设备、工具、用具等设施符合保护作业人员生理、心理健康的要求。

（6）国家法律、法规以及国家有关职业卫生监督管理部门关于保护作业人员职业健康的其他要求。

四、职业病防治投入

职业病防治资金是开展职业卫生工作的前提条件。企业应当保证职业病防治所需的资金投入，不得挤占、挪用，并对因资金投入不足导致的后果承担责任。职业病防治资金包括建设项目职业病危害评价、职业病危害防护设施配置及其维护、治理职业病危害、个体防护用品配置、职业健康培训、职业健康监护、职业病危害因素检测与评价等费用，按照国家有关规定，在生产成本中据实列支。

在保证职业病防治资金投入的同时，企业还应当定期评估资金投入是否与本单位的生产经营规模、职业病危害因素的控制需求相适应，以便及时进行调整。

五、作业人员职业卫生保护权利与义务

《中华人民共和国职业病防治法》规定，作业人员依法享有劳动保护的权利，内容包括：

（1）获得职业卫生教育、培训。

（2）获得职业健康检查、职业病诊断、治疗、康复等职业病防治服务。

（3）了解工作场所产生或者可能产生的职业病危害因素、危害后果和应当采取的职业病危害防治措施。

（4）要求企业提供符合防治职业病要求的职业病危害防护设施和个体使用的职业病危害防护用品。

（5）对违反职业病防治法律、法规、规章以及国家相关职业卫生标准的行为提出批评、检举和控告。

（6）拒绝违章指挥和强令进行没有职业病危害防护措施的作业。

（7）参与本单位职业卫生工作的民主管理，对职业病防治工作提出

意见和建议。

作业人员职业病防治的义务包括：学习和掌握相关的职业卫生知识，增强职业病危害防范意识，遵守职业病防治法律、法规、规章和操作规程，正确佩戴、使用、维护职业病危害防护设施和个体职业病危害防护用品，发现职业病危害事故隐患应当及时报告等。

六、职业卫生档案管理

企业应当按照国家有关职业卫生监督管理部门关于职业卫生档案管理的要求，建立本单位的职业卫生档案，为职业病诊断、鉴定和职业卫生监管部门执法等活动提供参考依据。企业职业卫生档案，是指企业在职业病危害防治和职业卫生管理活动中形成的，能够准确、完整反映本单位职业卫生工作全过程的文字、图纸、照片、报表、音像资料、电子文档等文件材料。内容包括：

（1）建设项目职业卫生"三同时"档案。

（2）职业卫生管理档案。

（3）职业卫生宣传培训档案。

（4）职业病危害因素监测与检测评价档案。

（5）企业职业健康监护管理档案。

（6）作业人员个人职业健康监护档案。

（7）法律、行政法规、规章要求的其他文件资料。

企业应当建立健全职业卫生档案管理制度，对职业卫生档案的保存、管理等做出具体规定，保证职业卫生档案完整、准确和有效利用。要设立专门的档案室或指定专门的区域存放职业卫生档案，并指定专门机构和专（兼）职人员负责职业卫生档案的管理工作。职业卫生档案要按年度进行案卷归档，及时编号登记，入库保管，防止出现遗失。

第二节　建设项目职业病危害防护设施管理

本节介绍了建设项目职业病危害防护设施管理的基本要求，从职业病危害预评价、职业病防护设施设计、防护设施试运行与验收3个方面，对建设项目职业病危害防护设施管理的具体内容进行了较为详细地阐述。

建设单位是建设项目职业病防护设施建设的责任主体。建设项目职业病防护设施必须与主体工程同时设计、同时施工、同时投入生产和使用（简称为建设项目职业卫生"三同时"）。职业病防护设施所需费用应当纳入建设项目工程预算。

建设单位应当通过公告栏、网站等方式及时公布建设项目职业病危害预评价、职业病防护设施设计、职业病危害控制效果评价的承担单位、评审时间、评审意见、评价结论，以及职业病防护设施验收时间、验收方案和验收意见等信息，供本单位劳动者和有关职业卫生监督管理部门查询。

一、职业病危害预评价

建设单位应当在建设项目可行性论证阶段进行职业病危害预评价，编制预评价报告。进行职业病危害预评价时，建设单位可以运用工程分析、类比调查等方法，对建设项目可能产生的职业病危害因素及其对工作场所、劳动者健康的影响与危害程度进行分析与评价。其中，类比调查数据应当采用获得资质认可的职业卫生技术服务机构出具的、与建设项目规模和工艺类似的用人单位职业病危害因素检测结果。报告编制完成后，单位主要负责人或其指定的负责人应当组织业内其他单位职业卫生专业技术人员和职业卫生专家参加评审工作，并形成评审意见。建设单位应当按照评审意见对职业病危害预评价报告进行修改完善，并对最终的职业病危害预评价报告的真实性、客观性和合规性负责。职业病危害预评价工作过程应当形成书面报告备查。

二、职业病防护设施设计

存在职业病危害的建设项目，建设单位应当在施工前按照职业病防治有关法律、法规、规章和职业卫生标准的要求，进行职业病防护设施设计，并组织业内其他单位职业卫生专业技术人员和职业卫生专家参加评审工作，形成评审意见。建设单位应当按照评审意见对职业病防护设施设计进行修改完善，并对最终的职业病防护设施设计的真实性、客观性和合规性负责。职业病防护设施设计工作过程应当形成书面报告备查。

三、防护设施试运行与验收

建设项目完工后，需要进行试运行的，其配套建设的职业病防护设施必须与主体工程同时投入试运行。试运行时间应当不少于 30 日，最长不得超过 180 日。

建设项目在竣工验收前或者试运行期间，建设单位应当进行职业病危害控制效果评价，编制评价报告，并由建设单位主要负责人或其指定的负责人组织业内其他单位职业卫生专业技术人员和职业卫生专家参加评审和验收工作，并形成评审和验收意见。

建设单位在职业病防护设施验收前，应当编制验收方案。建设单位应当在职业病防护设施验收前 20 日，将验收方案向管辖该建设项目的有关职业卫生监督管理部门进行书面报告。

建设单位应当按照评审与验收意见对职业病危害控制效果评价报告和职业病防护设施进行整改完善，并对最终的职业病危害控制效果评价报告和职业病防护设施验收结果的真实性、合规性和有效性负责。

建设单位应当在建设项目验收完成之日起 20 日内，向管辖该建设项目的有关职业卫生监督管理部门提交书面报告。

第三节 职业病危害告知与警示标识

本节介绍了职业病危害告知与警示标识管理的基本要求，从劳动合同告知、设置公告栏、设置警示标识和设置告知卡 4 个方面阐述了职业病危害告知与警示标识管理的具体内容。

企业应当将生产过程中可能产生和存在的职业病危害的种类、危害程度、危害后果、提供的职业病防护设施、个体使用的职业病危害防护用品、职业卫生管理要求和相关待遇等如实告知作业人员（包括用人单位的合同制、聘用制、劳务派遣等性质的作业人员），不得隐瞒或者欺骗。告知主要采用合同告知、公告栏告知、警示标识和告知卡告知等方式进行。

一、劳动合同告知

企业与劳动者订立劳动合同（含聘用合同）时，应当将工作过程中可能产生或存在的职业病危害及其后果、职业病防护措施和待遇（岗位津贴、工伤保险等）等如实告知劳动者，并在劳动合同中写明，不得隐瞒或者欺骗。同时，以书面形式告知劳务派遣人员。格式合同文本内容不完善的，应以合同附件形式签署职业病危害告知书。

劳动者在已订立劳动合同期间工作岗位或者工作内容变更，从事与所订立劳动合同中未告知的职业病危害作业时，企业应重新向劳动者履行如实告知的义务，并协商变更原劳动合同相关条款。在未履行告知义务的前提下，劳动者有权拒绝从事存在职业病危害的作业。企业也不得因此而解除与作业人员所订立的劳动合同。

二、设置公告栏

企业应当设置公告栏，公布本单位职业病防治的规章制度等内容。设置在办公区域的公告栏，主要公布本单位的职业卫生管理制度等；设置在工作场所的公告栏，主要公布岗位操作规程和存在的职业病危害因素及岗位、健康危害、接触限值、应急救援措施，以及工作场所职业病危害因素检测结果、检测日期、检测机构等，如图 3 - 1 所示。

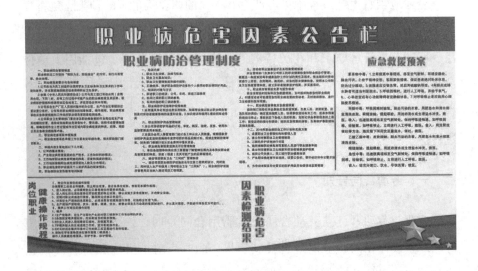

图 3 - 1　公告栏

三、设置警示标识

警示标识是指在工作场所中设置的、可以提醒作业人员对职业病危害产生警觉并采取相应防护措施的图形标识、警示线、警示语句和文字说明以及组合使用的标识等。存在或者产生职业病危害的工作场所、作业岗位、设备、设施，应当按照《工作场所职业病危害警示标识》（GBZ 158—2003）的规定，在醒目位置设置图形、警示线、警示语句等警示标识和中文警示说明。

企业应当在产生或存在职业病危害的工作场所入口处，以及产生或存在职业病危害的作业岗位及设备附近的醒目位置，按照《工作场所职业病危害警示标识》（GBZ 158—2003）的要求设置警示标识，提醒作业人员认识工作场所存在的职业病危害，避免在无意识、无保护的情况下进入危险场所。

企业应当至少在以下产生或存在职业病危害的工作场所入口处，以及产生或存在职业病危害的作业岗位或设备附近的醒目位置设置警示标识：

（1）在产生粉尘的工作场所设置"注意防尘""戴防尘口罩""注意通风"等警示标识。

（2）在有毒物品工作场所设置"禁止入内""当心中毒""当心有毒气体""必须洗手""穿防护服""戴防毒面具""戴防护手套""戴防护眼镜""注意通风"等警示标识，并标明"紧急出口""救援电话"等警示标识。

在高毒物品作业场所，设置红色警示线，在一般有毒物品作业场所，设置黄色警示线，警示线在使用有毒作业场所外缘不少于 30 cm 处。

在高毒物品作业场所应急撤离通道设置紧急出口提示标识，在泄险区启用时，设置"禁止入内""禁止停留"警示标识，并加注必要的警示语句。

（3）在产生噪声的工作场所设置"噪声有害"警告标识和"佩戴护耳器"等指令标识。

（4）在高温工作场所设置"当心中暑""注意高温""注意通风"等警示标识。

（5）在产生手传振动的工作场所设置"振动有害""使用设备时必须戴防振手套"等警示标识。

（6）在能引起其他职业病危害的工作场所设置"注意××危害"等警示标识。

（7）在可能产生职业病危害的设备发生故障时，或者维护、检修存在有毒物品的生产装置时，根据现场实际情况设置"禁止启动"或"禁止入内"等警示标识。

图3-2、图3-3分别给出了部分警告标识和指令标识。

当心中毒　　注意防尘　　注意高温　　噪声有害

图3-2　职业病危害警告标识

必须戴防尘口罩　必须戴护耳器　注意高温戴防护面罩　注意通风

图3-3　职业病危害指令标识

某企业工作场所设置的警告标识和指令标识，如图3-4所示。

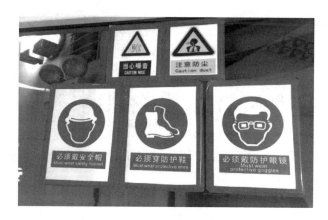

图 3-4　职业病危害警示标识和指令标识

四、设置告知卡

存在严重职业病危害的作业岗位，除设置警示标识外，还应当在其醒目位置设置职业病危害告知卡，告知卡应当标明职业病危害因素名称、理化特性、健康危害、接触限值、防护措施、应急处理及急救电话、职业病危害因素检测结果及检测时间等。

符合下列条件之一，即为存在严重职业病危害的作业岗位：

（1）存在矽尘的作业岗位。

（2）存在"致癌""致畸"等有害物质或者可能导致急性职业性中毒的作业岗位。

（3）放射性危害作业岗位。

依据《高毒物品目录》，煤粉制备系统在原煤自燃等异常情况下产生的一氧化碳属于高毒物品，应当按照《高毒物品作业岗位职业病危害告知规范》（GBZ/T 203—2007）的规定，在醒目位置设置高毒物品告知卡。一氧化碳的职业病危害告知卡，如图 3-5 所示。

有毒物品　　注意防护　　保障健康		
	健康危害	理化特性
一氧化碳（非高原）Carbon monoxide (not in high altitude area)	可经呼吸道进入人体。主要损害神经系统。表现为剧烈头痛、头晕、心悸、恶心、呕吐、无力、脉快、烦躁、步态不稳、抽搐、大小便失禁、休克。可致迟发性脑病	无色气体。微溶于水，溶于乙醇、苯。遇明火、高热能燃烧、爆炸
	应急处理	
	抢救人员穿戴防护用具，加强通风。速将患者移至空气新鲜处；注意保暖、安静；及时给氧，必要时用合适的呼吸器进行人工呼吸；心脏骤停时，立即作心肺复苏术后送医院；立即与医疗急救单位联系抢救	
当心中毒	防护措施	
	工作场所空气中时间加权平均容许浓度(PC-TWA)不超过 20 mg/m³，短时间接触容许浓度 (PC-STEL) 不超过 30 mg/m³。LDLH 浓度为1700 mg/m³，无警示性。密闭、局部排风、呼吸防护。禁止明火、火花、高热，使用防爆电器和照明设备。工作场所禁止饮食、吸烟	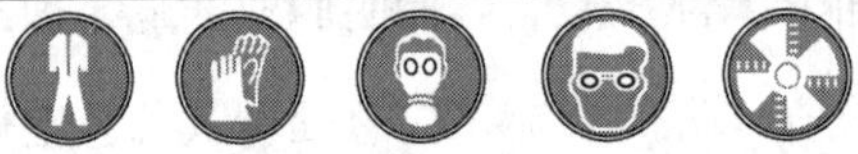
急救电话：120　　咨询电话：		

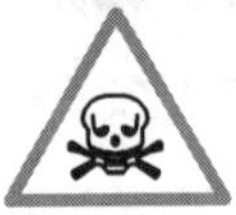

图 3-5　一氧化碳的职业病危害告知卡

　　耐火材料生产企业存在职业病危害因素的主要生产工序，按要求应当设置的职业病危害警示标识、告知卡，见表 3-1。

表 3-1　主要职业病危害警示标识、告知卡设置情况

生产工序	警 告 标 识	指 令 标 识	告 知 卡
破碎与筛分	注意防尘、噪声有害	戴防尘口罩、戴防护镜、戴护耳器	粉尘、噪声
配料与混合	注意防尘、噪声有害	戴防尘口罩、戴防护镜、戴护耳器	粉尘、噪声

表 3-1（续）

生产工序	警告标识	指令标识	告知卡
成型	当心有毒气体、注意防尘、噪声有害	戴防尘口罩、戴防毒面具、注意通风、戴护耳器	粉尘、噪声
干燥	当心有毒气体、注意防尘、噪声有害、注意高温	注意通风、戴护耳器、戴防护手套、穿防护服	一氧化碳、粉尘、高温
煅烧	当心有毒气体、注意防尘、噪声有害、注意高温	注意通风、戴护耳器、戴防护手套、穿防护服	一氧化碳、粉尘、高温
电熔、熔融	当心有毒气体、注意防尘、噪声有害、注意高温	注意通风、戴护耳器、穿防护服、穿防护鞋、戴防护手套、戴防护镜	高温
退火	注意高温	注意通风、戴防护手套、穿防护鞋	高温
精加工	注意防尘、噪声有害	戴防尘口罩、戴防护镜、戴护耳器	粉尘
产品检测	当心电离辐射	注意通风、戴防毒面具、穿防护服、戴防护镜、戴防护手套	放射性元素

第四节 职业病危害个体防护用品管理

本节介绍了职业病危害个体防护用品管理的基本要求，从个体防护用品配备、个体防护用品日常管理、个体防护用品的更换周期3个方面进行了详细的阐述。

一、个体防护用品的配备

耐火材料生产企业职业病危害个体防护用品主要有防尘口罩、防毒面具、防护眼镜、防护耳塞（罩）、护听器、防振手套、防振鞋、耐高温手套、防高温服和防辐射工作服等。企业应参照《个体防护装备选用规范》

（GB/T 11651—2008）等相关标准，结合工作场所职业病危害种类、接触水平和对人体的影响途径以及现场生产条件，为作业人员配备职业病危害个体防护用品，并督促、指导作业人员按照使用规则正确佩戴、使用，不得发放钱物替代发放个体防护用品。

企业可参照《个体防护装备选用规范》（GB/T 11651—2008）等相关标准，并结合工作场所存在的职业病危害因素种类和接触水平，为劳动者配备适当的防护用品。耐火材料生产企业个体防护用品配备见表 3 - 2。

表 3 - 2 　耐火材料生产企业个体防护用品配备

序号	作业类别	配备防护用品	配备岗位举例
1	有碎屑飞溅的作业	防冲击护目镜	破碎、粉碎、精加工、模具加工打磨
2	手持振动机械作业	防振手套	成型、精加工打磨
3	人承受全身振动的作业	防振鞋	破碎机巡检岗
4	高温作业	防强光、紫外线、红外线护目镜或面罩、隔热阻燃鞋、白帆布类隔热服、热防护服	窑炉巡检、操作岗位、熔炼、浇注作业
5	粉尘场所作业	防尘口罩	各工序巡检、操作岗位
6	吸入性气相毒物作业	防毒面具	窑炉巡检、操作岗位
7	噪声作业	耳塞	各工序巡检、维修、操作岗位
8	强光作业	防强光、紫外线、红外线面罩或护目镜；焊接面罩、焊接手套、焊接防护鞋、焊接防护服	机械维修岗
9	射线作业	防放射性护目镜、防放射性手套、防放射性服	X 射线检测

二、职业病危害个体防护用品日常管理

职业病危害个体防护用品属于特种劳动防护用品，企业应到定点经营单位或正规生产企业购买。企业购买的个体防护用品应当经由本单位职业卫生管理部门验收，按照防护用品的使用要求，对其防护性能进行检查。

企业应当教育作业人员，按照使用规则正确使用个体防护用品，加强监督检查、督促指导，促使作业人员做到"三会"，即会检查防护用品性能，会正确使用防护用品，会维护保养防护用品，确保作业人员正确佩戴使用。

企业应当对职业病危害个体防护用品进行经常性的维护、保养，确保防护用品性能有效，不得使用不符合国家职业卫生标准要求或者已经失效的职业病危害防护用品。企业不得发放钱物替代发放个体防护用品。

每次使用防护用品前，作业人员应对其性能进行检查。企业也应制定相应的检查表，供作业人员检查防护用品性能时使用。表3-3是防尘口罩和防毒面具使用前的检查表，供企业制定检查表时参考。

表3-3　防尘口罩和防毒面具检查表

类别	序号	检 查 内 容
防尘口罩	1	口罩和面罩的内侧是否有脏污
	2	口罩的头带弹力是否松弛，鼻夹、鼻夹垫是否断裂
	3	口罩和面罩外表是否完好
	4	面罩各个部件连接是否完整、严密
	5	使用者自己是否感觉呼吸阻力明显增加
防毒面具	1	面具罩体是否完好，连接是否紧密
	2	面具眼窗是否完好、视物清晰
	3	导气管是否完好，无堵塞、破损
	4	通话器、呼吸活门和头带（或头盔）等部件是否完好，螺纹接头有无变形
	5	罐体是否完好，金属部件无锈蚀变形
	6	滤毒罐是否在有效期内，是否标明使用范围
	7	气密性检查是否符合要求，有无漏气
	8	现场摆放防毒面具是否和现场有毒物质种类相适应
	9	其他附件是否完好，无缺失破损

企业应当建立职业病危害个体防护用品管理制度，对入库验收、保管、发放、使用、更换、报废等方面提出要求。在发放防护用品时应保存相关记录，包括发放时间、工种、防护用品名称、数量、发放人、领用人签字等内容，发放记录表可参考表3-4。

表3-4　个体防护用品发放记录表

发放日期	工种	防护用品名称	数量	发放人	领用人	备　注

三、个体防护用品的更换周期

企业应当结合工种、作业岗位、职业病危害的浓度和强度，合理确定个体防护用品的使用更换周期。

当出现下列情况之一时，应当及时予以报废：

（1）所选用的职业病危害个体防护用品技术指标不符合国家相关标准要求。

（2）所选用的职业病危害个体防护用品与所从事的作业类型不匹配。

（3）职业病危害个体防护用品产品标识不符合产品要求或国家的相关要求。

（4）职业病危害个体防护用品在使用或保管贮存期内遭到破坏或超过有效使用期限。

（5）所选用的职业病危害个体防护用品经检验和抽查为不合格产品。

（6）存在使用说明书中规定的其他报废条件。

企业应当为参观、学习、检查、指导工作等外来人员配备职业病危害个体防护用品。

第五节 职业健康监护管理

本节介绍了职业健康监护管理的基本要求，从职业健康检查（包括上岗前职业健康检查、在岗期间职业健康检查、离岗时职业健康检查、应急职业健康检查和职业健康检查结果处理），以及职业健康监护档案管理（包括个人职业健康监护档案、企业职业健康监护档案）等方面，对职业健康监护管理的具体要求进行了详细的阐述。

职业健康监护，是指劳动者上岗前、在岗期间、离岗时和应急时的职业健康检查以及职业健康监护档案管理。企业是职业健康监护工作的责任主体，其主要负责人对本单位职业健康监护工作全面负责。企业应当依照国家有关职业病防治法律、法规、规章的规定，以及国家职业卫生标准《职业健康监护技术规范》（GBZ 188—2014）、《放射工作人员职业健康监护技术规范》（GBZ 235—2011）的要求，制定并落实本单位职业健康检查年度计划，保证所需要的专项经费。

一、职业健康检查要求

企业应当制定年度职业健康检查计划，并于每年年底前向职业健康检查机构提出下年度职业健康检查申请，签订委托协议书。协议书内容包括工作场所职业病危害因素种类、接触人数、健康检查的人数、检查项目和检查时间、地点等。同时应将年度职业健康检查计划报辖区的职业卫生监督管理机构备案。

企业应当委托取得《医疗机构执业许可证》的医疗卫生机构对作业人员进行职业健康检查，并确保参加职业健康检查的劳动者身份的真实性。企业在委托职业健康检查机构对从事接触职业病危害作业的劳动者进行职业健康检查时，应当如实提供下列文件、资料：

（1）企业的基本情况。

（2）工作场所职业病危害因素种类及其接触人员名册。

（3）职业病危害因素定期检测、评价结果。

职业健康检查分为上岗前职业健康检查、在岗期间职业健康检查、离岗时职业健康检查和应急时职业健康检查及离岗后医学随访。

（一）上岗前职业健康检查

上岗前职业健康检查，是指对拟从事接触职业病危害因素作业的新录用人员（包括转岗到该作业岗位的人员），以及拟从事有特殊健康要求作业的人员，在其开始从事接触职业病危害因素作业之前实施的职业健康检查。上岗前体检为强制性职业健康检查，其目的是发现有无职业禁忌证以及建立接触职业病危害因素人员的基础健康档案。企业不得安排未经上岗前职业健康检查的劳动者从事接触职业病危害的作业，不得安排有职业禁忌证的人员从事所禁忌的作业。如不得安排患有过敏性哮喘的人从事粉尘作业等。

以接触粉尘作业劳动者的上岗前职业健康检查为例，其健康检查的目标疾病为职业禁忌证，包括：活动性肺结核病、慢性阻塞性肺病、慢性间质性肺病和伴肺功能损害的疾病。其检查内容包括：

（1）症状询问：重点询问呼吸系统、心血管系统疾病史、吸烟史及咳嗽、咳痰、喘息、胸痛、呼吸困难、气短等症状。

（2）体格检查：内科常规检查，重点检查呼吸系统、心血管系统。

（3）实验室和其他检查：血常规、尿常规、心电图、血清 ALT、后前位 X 射线高千伏胸片或数字化摄影胸片、肺功能。

（二）在岗期间的定期职业健康检查

在岗期间职业健康检查，是指对已经在岗从事职业病危害作业的劳动者，在其在岗期间定期开展的职业健康检查。其目的是早期发现职业病患者或疑似职业病患者或劳动者健康的异常改变，及时发现有职业禁忌证的劳动者，通过动态观察劳动者的身体健康变化情况来评价作业场所职业病危害的控制效果。

以接触矽尘作业劳动者的在岗期间职业健康检查为例，其健康检查的目标疾病为职业病矽肺，职业禁忌证包括：活动性肺结核病、慢性阻塞性肺病、慢性间质性肺病和伴肺功能损害的疾病。其检查内容包括：

（1）症状询问：重点询问咳嗽、咳痰、胸痛、呼吸困难，也可有喘息、咯血等症状。

（2）体格检查：内科常规检查，重点检查呼吸系统和心血管系统。

（3）实验室和其他检查：①必检项目：后前位 X 射线高千伏胸片或数字化摄影胸片、心电图、肺功能；②选检项目：血常规、尿常规、心电图、血清 ALT。

职业健康检查周期：①生产性粉尘作业分级 Ⅰ 级，2 年 1 次；生产性粉尘作业分级 Ⅱ 级及以上，1 年 1 次；②X 射线胸片表现为观察对象者健康检查每年 1 次，连续观察 5 年，若 5 年内不能确诊为矽肺患者，按生产性粉尘作业分级 Ⅰ 级，2 年 1 次；生产性粉尘作业分级 Ⅱ 级及以上，1 年 1 次执行；③矽肺患者原则每年检查 1 次，或根据病情随时检查。

生产性粉尘的作业分级依据《工作场所职业病危害作业分级　第 1 部分：生产性粉尘》（GBZ/T 229.1—2010）第 4.2、4.3、4.4 条款来确定。

（三）离岗时职业健康检查

离岗时职业健康检查，是指劳动者在准备调离或脱离所从事的职业病危害的作业岗位前对其进行全面的健康检查，主要目的是确定其在停止接触职业病危害时的身体健康状况。

对准备脱离所从事的职业病危害作业或者岗位的劳动者，企业应当在劳动者离岗前 30 日内组织进行离岗时的职业健康检查。劳动者离岗前 90 日内的在岗期间的职业健康检查可以视为离岗时的职业健康检查。对未进行离岗时职业健康检查的劳动者，不得解除或者终止与其订立的劳动合同。离岗时职业健康检查的目标疾病为职业病，具体检查病种与在岗期间职业健康检查病种一致，检查内容也与在岗期间职业健康检查内容一样。

（四）应急职业健康检查

应急职业健康检查的目的是通过实施紧急性职业健康检查，发现劳动者身体健康损害情况，以便尽快采取救治措施。出现下列情况之一的，企业应当立即组织有关作业人员进行应急性职业健康检查：

（1）当发生急性职业病危害事故时，对遭受或者可能遭受急性职业病危害的作业人员，应及时组织健康检查。

（2）从事可能产生职业性传染病作业的作业人员，在疫情流行期或近期密切接触传染源者，应及时开展应急健康检查，随时监测疫情动态。

（3）接触职业病危害因素的作业人员在作业过程中出现与所接触职业病危害因素相关的不适症状。

（4）作业人员出现职业中毒症状。

（五）职业健康检查结果处理

企业应当及时将职业健康检查结果及职业健康检查机构的建议，以书面形式如实告知作业人员，并根据职业健康检查报告，采取下列措施：

（1）对有职业禁忌的作业人员，调离或者暂时脱离原工作岗位。

（2）对健康损害可能与所从事的职业相关的作业人员，进行妥善安置。

（3）对需要健康复查的作业人员，按照职业健康检查机构要求的时间安排复查和医学观察。

（4）对疑似职业病病人，按照职业健康检查机构的建议安排其进行医学观察或者职业病诊断。

（5）对存在职业病危害的岗位，立即改善劳动条件，完善职业病防护设施，为作业人员配备符合国家相关标准要求的个体防护用品。

二、职业健康监护档案

（一）个人职业健康监护档案

企业应当为每位接触职业病危害的作业人员建立个人职业健康监护档案，并按照有关规定妥善保存。职业健康监护档案包括下列内容：

（1）劳动者姓名、性别、年龄、籍贯、婚姻、文化程度、嗜好等情况。

（2）劳动者职业史、既往史和职业病危害接触史。

（3）历次职业健康检查结果及处理情况。

（4）职业病诊疗等健康资料。

（5）需要存入职业健康监护档案的其他有关资料。

劳动者离开单位时，有权索取本人职业健康监护档案复印件，企业应当如实、无偿提供，并在所提供的复印件上签章。

（二）企业职业健康监护档案

企业应当建立企业的职业健康监护档案，并按照有关规定妥善保存。企业职业健康监护档案内容包括：

（1）企业职业卫生管理组织机构、职责。

（2）企业职业健康监护制度和年度职业健康监护计划。

（3）历次职业健康检查的文书，包括委托协议书、职业健康检查机构的健康检查总结报告和评价报告。

（4）工作场所职业病危害因素监测结果。

（5）职业病诊断证明书和职业病报告卡。

（6）企业对职业病患者、患有职业禁忌证者和已出现职业相关健康损害作业人员的处理和安置记录。

（7）企业在职业健康监护中提供的其他资料和职业健康检查机构记录整理的相关资料。

（8）职业卫生监督管理部门要求的其他资料。

生产企业尤其要关注流动作业人员的职业健康问题，要防止职业危害转嫁，保障流动作业人员的职业健康，杜绝职业健康监护的盲点。

第六节　职业病危害防治管理其他工作

本节对职业病危害防治管理的其他工作进行了综合介绍，从职业病危害项目申报，职业病防护设施管理，职业卫生培训管理，职业病危害因素监测、检测与评价，职业病危害事故应急管理等方面对职业病危害防治其他管理工作进行了概括阐述。

一、职业病危害项目申报

职业病危害项目申报是职业病防治工作的一项基本制度要求，目的在于通过用人单位积极主动的申报存在职业病危害的项目，提高其对职业病防治工作的重视，从而加强职业病危害的治理工作；同时也能使职业卫生监督管理部门掌握其工作场所存在的职业病危害因素的类型、存在环节及其分布情况，为加强职业卫生监管工作，实施有针对性的职业卫生监督检查、评估指导等工作奠定基础。

耐火材料企业应当按照国家有关职业卫生监督管理部门关于职业病危害项目申报办法的要求，依据《职业病危害因素分类目录》确定工作场所存在的职业病危害因素，将存在的职业病危害项目（如粉尘、化学毒物、噪声、振动、高温等）及时、如实向所在地有关职业卫生监督管理部门申报，并接受有关职业卫生监督管理部门的监督检查。

二、职业病防护设施管理

企业应当优先采用有利于防治职业病危害和保护作业人员健康的新技术、新工艺、新材料、新设备，逐步替代产生职业病危害的技术、工艺、材料、设备。企业应当结合耐火材料生产工艺特点、生产条件、职业病危害因素的种类和分布，采用有效的职业病防护设施，并建立职业病防护设施检修维护制度，指定专人对职业病防护设施定期进行检修、维护，定期检测其性能和效果，确保其处于正常状态，不得擅自拆除或者停止使用，不得使用国家明令禁止使用的可能产生职业病危害的设备或者材料。

企业应当建立职业病防护设施台账，包括设备名称、型号、生产厂家名称、主要技术参数、安装部位、安装日期、使用目的、防护效果评价、使用和维修记录、使用人、保管责任人等内容。职业病防护设施台账应有专人负责保管，定期更新。

三、职业卫生培训管理

企业的主要负责人和职业卫生健康管理人员应当具备与本单位所从事的生产经营活动相适应的职业卫生知识和管理能力，并接受职业卫生培训。企业主要负责人、职业卫生管理人员的职业卫生培训应当包括以下主要内容：

（1）职业病防治的法律、法规、规章和国家相关职业卫生标准。

（2）职业病危害预防和控制的基本知识。

（3）职业卫生管理相关知识。

（4）国家有关职业卫生监督管理部门规定的其他内容。

企业应当对作业人员进行上岗前的职业卫生培训和在岗期间的定期的职业卫生培训，普及职业卫生知识，督促作业人员遵守职业病防治的法律、法规、规章、国家职业卫生标准和操作规程，指导劳动者正确使用职业病防护设备和个体防护用品。

企业应当对职业病危害严重岗位的劳动者，进行专门的职业健康培训，经培训合格后方可上岗作业。因变更工艺、技术、设备、材料，或者岗位调整导致作业人员接触的职业病危害因素发生变化的，企业应当重新对作业人员进行上岗前的职业卫生培训。

企业应制定年度职业卫生培训计划，并将培训通知、培训教材、培训记录、考试试卷等材料，按照国家有关职业卫生监督管理部门的要求进行存档。

四、职业病危害因素监测、检测与评价

企业应当实施由专人负责的工作场所职业病危害因素日常监测，确保监测系统处于正常工作状态。同时按照国家有关职业卫生监督管理部门的规定，定期对存在职业病危害的工作场所进行危害因素的检测评价，检测评价结果应当存入企业职业卫生档案，定期向所在地有关职业卫生监督管理部门报告并向劳动者公开。企业每年至少一次委托具有相应资质的职业卫生技术服务机构进行职业病危害因素的检测评价，并将检测评价结果告知作业人员；对于在检测中发现的不符合国家职业卫生标准和职业卫生要求的工作场所，应当立即采取治理措施，确保其符合职业卫生环境和条件要求；仍然达不到标准要求的，必须停止相应的作业，经治理后符合标准要求的，方可重新作业。

企业每三年至少应当进行一次职业病危害现状评价，对职业病危害现状评价报告中提出的建议和措施进行落实，将职业病危害现状评价结果及整改情况存入本单位职业卫生档案，并向所在地有关职业卫生监督管理部门报告。

五、职业病危害事故应急管理

企业主要负责人是职业病危害事故应急管理第一责任人，对本单位职业病危害事故应急管理工作全面负责。

企业应建立与本单位职业病危害因素分布特点相适应的专（兼）职职业卫生应急救援队伍或指定专（兼）职应急救援人员，并定期组织应急救援队伍和人员进行训练。

企业应当建立健全职业病危害事故应急救援预案并定期进行应急救援演练。应急救援预案应包括救援组织、机构和人员职责、应急措施、人员撤离路线和疏散方法、事故报告途径和方式、预警设施、应急防护用品及使用指南、医疗救护等内容。

化学分析室、化学水处理等使用或储存腐蚀性、刺激性化学有害物质的工作场所，应配备洗眼器、冲洗设备，冲洗用水应安全并保证是流动水，设置冲洗设备的地点应有明显的提示标识，醒目易找；企业及其工作场所应当设立应急撤离通道，安装应急照明和警示标识，保持应急通道顺利畅通，并配备应急救援设备和相应的救援物品。应急救援设备和救援物品的配备应综合考虑工作场所的防护条件、职业病危害的理化性质等方面的因素。如防毒面具、正压式呼吸器、担架及现场止血用品等。应急救援设备及物品的存放地点应保证在发生事故时，最短的时间内能够获取，并在存放地点设置醒目的提示标识。员工必须经过培训，能够正确熟练使用应急设备和急救物品。企业应建立应急设备设施管理制度，指定专人负责经常性的维护、检修和保养，定期检测其性能和效果，确保其处于正常状态，不得擅自拆除或者停止使用。对于急救用品或损伤紧急处置用品，通常要放置于急救箱内。急救箱应放置在便于劳动者取用的地点，并有清晰的标识。

企业发生职业病危害事故时，应当立即启动事故应急预案，采取有效措施，组织抢救，防止事故扩大，减少人员伤亡和财产损失。同时应当及时向所在地有关职业卫生监督管理部门报告。对于遭受或者可能遭受急性职业病危害的劳动者，企业应当及时组织救治、进行健康检查和医学观察，并承担所需费用。

职业病危害事故报告的主要内容包括：

（1）企业基本概况、事故发生的时间、地点、现场情况以及现场已经采取的措施。

（2）事故的简要经过以及事故已经造成或者可能造成的伤亡人数（包括下落不明的人数）和初步估计的直接经济损失。

企业应当妥善保护事故现场以及相关证据，不得破坏事故现场、毁灭相关证据。因抢救人员、防止事故扩大，需要移动事故现场物件的，应当做出标志，绘制现场简图并做出书面记录，妥善保存现场重要痕迹、物证。

第四章　职业病危害个体防护用品及其选用

本章介绍了职业病危害个体防护用品基本功能及其选用的基本原则，从呼吸防护用品、听力防护用品、高温防护用品，以及其他类相关防护用品等方面，对防护用品的基本功能和选用原则进行了全面阐述。本章共有4节，介绍了呼吸防护用品的基本功能和选用原则，听力防护用品的基本功能和选用原则，高温防护用品基本功能和选用原则，其他类相关防护用品基本功能和选用原则。

职业病危害个体防护用品，指作业人员在劳动中为防御物理、化学、生物等外界因素伤害而穿戴、配备以及涂抹、使用的各种物品的总称。

职业病危害个体防护用品是保护作业人员身体健康的最后一道防线，防护用品的选择正确与否是关乎身体健康的大事，必须予以高度重视。本章针对生产过程中最重要的职业病危害因素，详细介绍呼吸、听力、高温、手足、躯干、眼面等防护用品的选择、使用和维护方法。

第一节　呼吸防护用品及其选用

本节介绍了呼吸防护用品的基本功能和选用的基本原则，从呼吸防护用品的分类，呼吸防护用品过滤元件的类型级别、防尘口罩的选用、防毒面具的使用要求等方面，对呼吸防护用品的基本功能和选用原则进行了全面阐述。

一、呼吸防护用品分类

根据防护原理划分，呼吸防护用品主要分为过滤式和隔绝式两大类。

（一）过滤式呼吸防护用品

过滤式呼吸防护用品是指能把吸入的作业场所的空气，通过净化部件的吸附、吸收、催化或过滤等作用，除去其中的有害物质后作为气源供给作业人员呼吸使用的防护用品。这类呼吸防护用品又分为自吸过滤式和送风过滤式两种，由于送风过滤式呼吸防护用品在耐火材料生产企业中应用较少，下面仅对常用的自吸过滤式呼吸防护用品进行介绍。自吸过滤式呼吸防护用品在使用中依靠佩戴者自主呼吸克服过滤元件阻力，属于负压呼吸器，常见的有自吸过滤式防尘口罩和过滤式防毒面具。

1. 自吸过滤式呼吸防护用品

自吸过滤式防尘口罩用于预防和减少粉尘等颗粒物经呼吸道进入人体，不仅要起到防御作用，还要适应作业条件、劳动强度等方面的需要。自吸过滤式防尘口罩按结构分为随弃式面罩、可更换式半面罩和全面罩。全面罩在耐火材料生产企业的应用不太普及。

（1）随弃式面罩。也叫做"一次性防尘口罩"，可分为无呼气阀和有呼气阀两种，分别如图4-1、图4-2所示。这种口罩没有可更换的部件，任何部件损坏或失效时应整体废弃。适合短时间在粉尘环境下使用，主要为参观、检查、学习等临时进入生产场所的人员配备。

（2）可更换式半面罩。此类口罩的过滤元件、呼气阀及头带都可以更换。过滤元件采用无味、无刺激的高效过滤材料，可以有效地隔滤和吸附极细微的粉尘，并且与人体脸部的密闭性也较好，长时间佩戴对面部压迫感较小，是目前生产企业作业人员常用的一种防尘口罩，如图4-3所示。

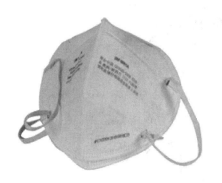 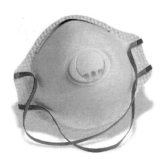

图4-1　无呼气阀随弃式　　　　图4-2　有呼气阀随弃式
　　　防尘口罩　　　　　　　　　　　防尘口罩

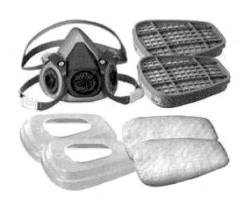

图4-3　可更换式半面罩

（3）全面罩。全面罩覆盖使用者的口鼻和眼睛，一般为橡胶或硅胶材料，头带固定系统可调节，设置呼气阀和吸气阀，如图4-4所示。由于全面罩头带固定系统比半面罩能承受更大重量，所以允许使用较重的过滤元件，在高浓度条件下使用时间较长。此类面罩适用于高浓度粉尘作业环境。

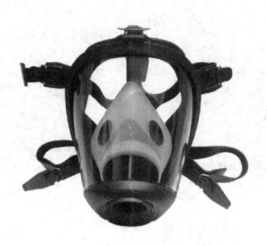

图4-4　全面罩

2. 过滤式防毒面具

一般由全面罩、过滤件和导气管组成，利用面罩与人脸面部形成密合空间，依靠佩戴者呼吸克服部件阻力，通过过滤件（滤毒罐）中吸附剂的吸附、吸收和过滤作用对外界有毒、有害气体或蒸气、颗粒物进行净化。主要配备在产生有毒有害气体的工作场所，用于应急救援和自救。

过滤式防毒面具按结构不同，分为导管式和直接式。导管式防护时间较长，一般供专业人员使用，如图4-5所示。直接式的特点是体积小、质量轻、便于携带、使用简便，如图4-6所示。

（二）隔绝式呼吸防护用品

隔绝式呼吸防护用品是指能使佩戴者呼吸器官与作业环境隔绝，靠本身携带的气源或者依靠导气管引入作业环境以外的洁净气源的呼吸防护用

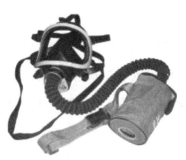

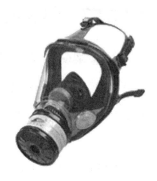

图4-5　导管式防毒面具　　　　图4-6　直接式防毒面具

品，也称供气式呼吸器，分为长管呼吸器、氧气呼吸器和自给开路式压缩空气呼吸器。

自给开路式压缩空气呼吸器，如图4-7所示。这种呼吸器将佩戴者呼吸器官与外界有毒有害环境完全隔绝，并自带压缩空气源，呼出的气体直接排入外部的呼吸器，主要用于产生浓烟、毒气、缺氧等环境中进行抢险、救护工作。

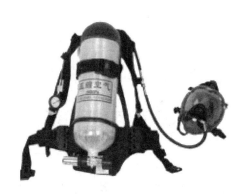

图4-7　自给开路式压缩空气呼吸器

二、过滤元件分类分级及选用

不同的防尘口罩使用的过滤材料不同，目前使用的防尘口罩大多采用内外两层无纺布，中间一层过滤布（以聚丙烯等物质为原料的熔喷纤维）构造而成，因为熔喷纤维具有本身带静电的特点，可以吸附体积极小的粉尘微粒。

（一）自吸过滤式防尘口罩过滤元件分类分级及选用

1. 过滤元件分类

国家标准《呼吸防护用品 自吸过滤式防颗粒物呼吸器》（GB 2626—2006）将过滤元件按过滤性能分为 KN 和 KP 两类，KN 类只适用于过滤非油性颗粒物，KP 适用于过滤油性和非油性颗粒物。

2. 过滤元件分级

根据过滤效率水平，过滤元件的分级见表 4 - 1。

表 4 - 1 自吸过滤式防尘口罩过滤元件级别

过滤元件类型	面 罩 类 别		
	随弃式面罩	可更换式半面罩	全面罩
KN 类	KN90	KN90	KN95
	KN95	KN95	KN100
	KN100	KN100	
KP 类	KP90	KP90	KP95
	KP95	KP95	KP100
	KP100	KP100	

过滤效率是在规定检测条件下，过滤元件滤除颗粒物的百分比。用计数中位径（CMD）为（0.075 ± 0.020）μm 的氯化钠颗粒物检测 N 类过滤元件过滤效率，用计数中位径（CMD）为（0.185 ± 0.020）μm 的油类颗

粒物（如石蜡油）检测 P 类过滤元件过滤效率。防尘口罩的过滤效率，见表 4 - 2。

表 4 - 2　自吸过滤式防尘口罩过滤效率

过滤元件的类别和级别	用氯化钠颗粒物检测	用油类颗粒物检测
KN90	≥90.0%	不适用
KN95	≥95.0%	
KN100	≥99.97%	
KP90	不适用	≥90.0%
KP95		≥95.0%
KP100		≥99.97%

3. 自吸过滤式防尘口罩的选用

防尘口罩的选择，原则上是参照推荐性国家标准《呼吸防护用品的选择、使用与维护》（GB/T 18664—2002）推荐的方法来进行。

首先，对工作场所空气中粉尘的浓度进行测定，根据国家有关职业卫生标准规定的容许浓度，按式（4 - 1）确定危害因数。危害因数是指空气污染物浓度与国家职业卫生标准规定的容许浓度限值的比值，取整数。

$$危害因数 = \frac{空气污染物浓度}{国家职业卫生标准规定浓度} \qquad (4 - 1)$$

然后检测粉尘的分散度和粉尘中游离二氧化硅的含量，再根据测定的粉尘危害因数、粉尘分散度和粉尘中游离二氧化硅的含量，选择不同类型和级别的口罩。

《呼吸防护用品的选择、使用与维护》（GB/T 18664—2002）规定，所有自吸过滤式呼吸器半面罩的指定防护因数是 10，所适用工作岗位的粉尘浓度应不超过 10 倍的国家职业卫生标准规定的容许限值（注：防护因数是指一种或一类呼吸防护用品，在适合使用者佩戴且正确使用的前提下，预期能将空气污染物浓度降低的倍数）。依据上述原则，企业应当选择指定防护因数大于危害因数的呼吸防护用品。研究表明，直径 5 μm 以下的颗粒会通过呼吸系统直接进入肺泡内，对肺部造成伤害。粉尘浓度越高，粉尘中小于 5 μm 的颗粒越多，应选用阻尘效果越好的防尘口罩。

从防尘口罩多年的使用情况来看，正确的佩戴半面罩对防控各种粉尘危害具有明显的作用。但是，对于威胁生命的环境，如含氧量低于 18% 的缺氧环境，危害物种类、性质及浓度等未知的环境，应选择配备全面罩隔绝式呼吸防护用品。

KN 类防尘口罩适用于各类粉尘、烟、雾等非油性颗粒物的防护，企业常用的就是这个类别。其中，过滤效率≥90.0% 的用于一般性粉尘的防护；过滤效率≥95.0% 的用于各种烟、雾及高危粉尘（如二氧化硅粉尘）的防护；过滤效率≥99.97% 的可防护各类颗粒物，也可对含有剧毒物质的颗粒物进行防护，应考虑首选这一过滤级别。

值得注意的是还有部分企业工作人员在作业过程中使用纱布口罩、普通布口罩，由于其阻尘原理是机械式过滤，只能阻隔一些粒径较大的颗粒物，小于 5 μm 的颗粒物可以从纱布的网眼中穿过进入人体。因此，纱布口罩、普通布口罩不能替代防尘口罩使用。

KP 类防尘口罩适用于各类油烟、油雾和沥青烟、焦炉烟等油性颗粒物以及非油性颗粒物的防护，若生产工艺过程中产生沥青烟、焦炉烟则需选择 KP 类防护用品。

（二）过滤式防毒面具过滤元件分类及选用

防毒面具过滤元件按照防护的气体或蒸气的类别分类，耐火材料生产企业常见有毒有害气体或蒸气及防毒过滤元件类型、标色和使用场所，见表 4-3。

表4-3　防毒过滤元件分类和标色

过滤元件类型	防护气体类型	过滤件标色	使 用 场 所
A	有机气体或蒸气	褐	添加剂贮存库及其使用过程
E	二氧化硫及其他酸性气体或蒸气	黄	干燥、煅烧工序
CO	一氧化碳气体	白	干燥、煅烧工序

三、呼吸防护用品的使用与维护

作业人员在使用前要仔细阅读产品说明书，并接受培训，熟悉呼吸防护用品的结构、功能和特点，掌握佩戴、气密性检查和维护的方法。

（一）自吸过滤式防尘口罩

1. 使用方法

1）随弃式防尘口罩

随弃式防尘口罩的种类较多，但佩戴方法大致相同，如图4-8所示。

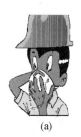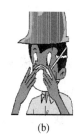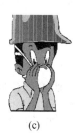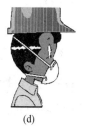

(a)　　　　　　(b)　　　　　　(c)　　　　　　(d)

图4-8　随弃式防尘口罩佩戴方法

佩戴方法：①佩戴口罩后调整头带或耳带位置。②按自己鼻梁的形状按紧鼻夹。③气密性检查：一种是正压方法，即用双手捂住口罩边缘用力吹气，如果能感觉口罩微微隆起，说明密封良好。另一种是负压方法，即用双手捂住口罩边缘用力吸气，如口罩有塌陷感，说明密封良好。

如有密封不良情况，可重新调整口罩佩戴位置或调节鼻夹直至密封良好后才能进入工作场所。

2）可更换式半面罩

佩戴前应安装好过滤元件，并将头带调整至最松状态，方法如图4－9所示。

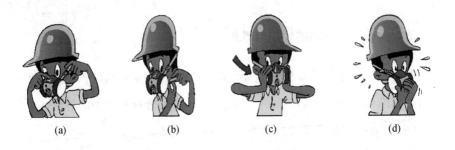

图4－9　可更换式半面罩佩戴方法

佩戴方法：①佩戴上面罩后首先将头带调整到适当位置。②调整颈部头带，用两手分别抓住面罩两侧，罩住口鼻部位，拉紧头带，使面罩与脸部严密贴合。③气密性检查：一种是正压方法，即用手捂住呼气阀出口，用力呼气，如感觉面罩稍隆起，说明密封良好。另一种是负压方法，即用双手掌心堵住呼吸阀体进出气口，然后吸气，如果面罩紧贴面部，无漏气即可，否则应查找原因，调整位置直至密封良好。

另外，佩戴时应注意不要让头带和头发压在面罩密合框内。使用者在佩戴面罩之前应当将自己的胡须剃刮干净。

3）全面罩

佩戴前应检查面罩是否有裂痕、污染及变形，确保头带弹性良好，方法如图 4 - 10 所示。

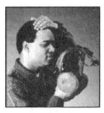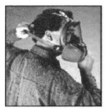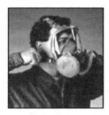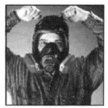

图 4 - 10　全面罩佩戴方法

佩戴方法：①先放松头带，一只手把前额的头发向后按住，一只手拿住面具朝向自己的脸部。②把面具戴到脸上并把头带拉到脑后，分别拉紧下方头带和上方头带。③气密性检查：先用手掌盖住滤盒或滤棉的进气部分，然后缓缓吸气，如果感觉面罩稍稍向里塌陷，说明面罩密封性良好；然后用手盖住呼气阀，缓缓呼气，如果感觉面罩稍微鼓起，但没有气体外泄，说明面罩密封性良好。如果感觉有气体从额头、眼角、下巴或其他部位泄漏，需要重新调整头带和面罩位置。

2. 维护保养

随弃式面罩的使用寿命通常为一个工作日（一般按 8 h 计算），当脏污、破损时应立即更换，不需要维护。可更换式半面罩和全面罩在使用过程中如感到呼吸阻力逐渐上升，感觉明显憋气时就必须对过滤元件进行更换。一般不主张对过滤材料进行清洗后重复使用，因为过滤材料在清洗的过程中会受到损坏，使阻尘效率下降。因此在缺少专用设备对清洗后口罩的防护性能重新检测的情况下，使用水洗后的防尘口罩会面临不可控的风险。

定期检查过滤元件的有效期。呼吸器及部件应在干燥、常温的环境中储存，避免日光直射，防止部件老化、变形。

（二）过滤式防毒面具

佩戴前应检查面罩是否有裂痕、污染及变形，确保密封性良好，方法如图4－11所示。

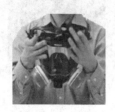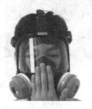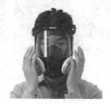

图4－11　防毒面具佩戴方法

佩戴方法：①将面罩罩在脸部，内口口鼻罩罩在嘴部和鼻子。②依次拉紧下部、鬓角部和顶部头带，使面罩直接贴紧面部皮肤。③佩戴气密性检查：一种是正压方法，即手掌捂住呼吸阀出口，缓慢呼气，面罩能轻微鼓起，且面部与面罩贴合部位不漏气为正常；另一种是负压方法，即用手掌捂住滤盒进气口，用力吸气，面罩能保持轻微塌陷，且贴合部位不漏气为正常。

防毒过滤元件的使用寿命受化学物质种类及浓度、使用频率、环境温度等因素影响，必须定期检查或更换。面具及部件应在干燥、常温的环境中储存，避免日光直射，防止老化、变形。

（三）隔绝式呼吸防护用品

以自给开路式压缩空气呼吸器为例，如图4－12所示。使用前首先要对呼吸器进行检查，打开瓶阀（逆时针转动约两圈半），观察压力表读数，不小于28 MPa为正常，然后顺时针关闭瓶阀，轻按供气阀上按钮，缓慢释放出管路中的气体，同时观察压力表下降至5 MPa左右，此时发出报警声，说明报警功能良好。

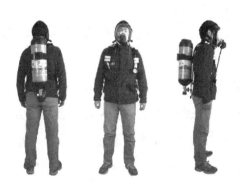

图4－12　隔绝式呼吸器佩戴方法

隔绝式呼吸器佩戴步骤：

（1）双手反向抓起肩带，将呼吸器举过头顶，两手向后向下弯曲，将呼吸器落下，使左右肩带落在肩膀上。

（2）向后下方拉紧肩带，调整呼吸器处于合适的高度，插好胸带、腰带，向前收紧调整松紧适度。

（3）套上头带，将下颌扣住面罩底部，由上至下调整好松紧度，用手心将面罩的进气口堵住，深吸气感到面罩有向脸部有压迫感，说明面罩和脸部密封性良好。

（4）打开瓶阀，将供气阀插入面罩口，听到"咔嗒"声表示供气阀连接面罩到位。

使用期间应注意观察压力表，气瓶压力低于5 MPa时，报警笛开始鸣叫，人员应立即撤离危险区域。

空气呼吸器及其零件要清洁，避免日光直接照射，以免橡胶老化。严禁沾染油污。

第二节 听力防护用品及其选用

本节介绍了听力防护用品的基本功能和选用原则，从听力防护用品的分类、听力防护用品的选择、听力防护用品的使用等方面，对听力防护用品的基本功能和选用原则进行了全面阐述。

听力防护用品也称护听器，是指能封闭外耳道，从而达到衰减声波强度和能量的目的，预防噪声对人体产生不良影响的防护用品。

一、护听器分类

护听器根据结构形式的不同，大致可分为耳塞和耳罩两大类。

（一）耳塞

耳塞是指可塞入外耳道或置于外耳道入口处的听力保护用品，能较好地封闭外耳道，衰减噪声强度，适用于 115 dB（A）以下的噪声环境。耳塞按其对噪声的衰减性能、材质和结构形式等方面来区分，种类多种多样。目前，耐火材料生产企业较为常用的是成型耳塞和圆柱形泡沫塑料耳塞。

（1）成型耳塞。耳塞由较柔软的塑料、橡胶或橡塑材料制作成多层翼片，以增加弹性和空气阻力，提高隔声效果。耳塞可做成蘑菇状、圆锥状及伞状等，如图 4 - 13 所示。

（2）圆柱形泡沫塑料耳塞。使用时将其挤压缩小后塞入外耳道，即会自行回弹填充，封闭噪声传入通道，如图 4 - 14 所示。该类耳塞不仅密封性能良好，同时还能缓冲对耳道四周皮肤的压力，对噪声的衰减高于一般成型耳塞，特别是对中、低频的声衰效果显著，适合大多数作业人员佩戴。

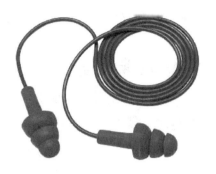

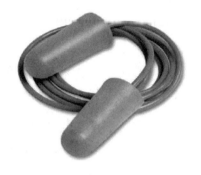

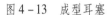

图 4 – 13　成型耳塞 图 4 – 14　圆柱形泡沫塑料耳塞

（二）耳罩

耳罩是由压紧耳廓或围住耳廓的壳体封住耳道，降低噪声刺激的产品。耳罩对噪声的衰减量可达 10 ~ 40 dB（A），适用于噪声强度较高的作业环境。主要有独立使用的耳罩和配合头盔使用的耳罩，分别如图 4 – 15 和图 4 – 16 所示。

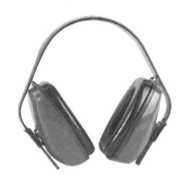

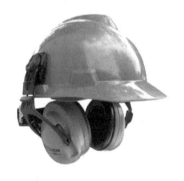

图 4 – 15　独立耳罩 图 4 – 16　配合头盔使用的耳罩

耳罩降噪效果明显，但由于体积大以及佩戴时可能会与安全帽、呼吸器、防护镜等防护用品产生冲突等原因，应用的不太普及。

二、护听器的选择

护听器的选择应当以工作场所的噪声测量为依据，测量作业人员按额定 8 h 工作日规格化的噪声暴露级 $L_{EX.8h}$，以确定作业人员是否需要使用护听器。当 $L_{EX.8h} \geqslant 85\ dB(A)$ 时，作业人员应佩戴护听器进行听力保护；当 $L_{EX.8h} < 85\ dB(A)$ 时，若作业人员有佩戴护听器的要求时，宜为其提供合适的护听器。

护听器首先要具有较好的佩戴舒适性，高温作业环境中，从舒适度考虑，应优先选用耳塞；强噪声环境中，当单一护听器不能提供足够的声衰减时，亦可同时佩戴耳塞和耳罩。

护听器在提供有效听力保护的同时不能影响生产作业的进行，避免保护过度导致作业人员难以接收到必要的信号或指令。佩戴护听器后的噪声强度与保护水平的关系，见表 4-4。

表 4-4 佩戴护听器后的噪声强度与保护水平的关系

防护后噪声强度/dB(A)	保护水平
>85	保护不足
80~85	可接受
75~80	好
70~75	可接受
<70	过度保护

注意事项：耳道疾病患者不宜使用插入或半插入式耳塞类护听器；当无法保证手部清洁时，应使用耳罩等不易将手部脏物带入耳道的护听器；当佩戴人员的作业环境或健康状况发生变化时，应重新进行护听器的选择。

三、护听器的使用

使用护听器前应对佩戴人员进行培训，使其了解护听器的类型、性能和注意事项。使用前先检查外壳有无裂纹、破损等情况，尽量使耳罩软垫圈与皮肤紧密结合。

使用时先将耳廓向上提拉，使外耳道呈平直状态，然后手持耳塞柄将耳塞柄轻轻推入外耳道内部，正确佩戴方式和不正确佩戴方式，如图 4－17 和图 4－18 所示。如感觉隔声状况不好，可将耳塞缓慢转动，调试到最佳效果。

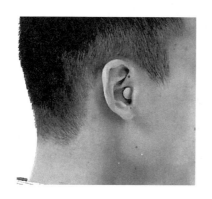 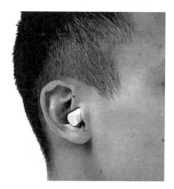

图 4－17　正确佩戴　　　　图 4－18　不正确佩戴

耳塞在外耳道中形成密闭状态，在取出耳塞时，切勿快速拔出，避免造成鼓膜损伤。

第三节　高温防护用品及其选用

本节介绍了高温防护用品的基本功能和选用原则，从头部防护、躯体防护、手部防护、足部防护等 4 个方面，对高温防护用品的基本功能和选用原则进行了阐述。

高温作业个体职业病危害防护用品主要包括头部防护类、躯体防护类、手部防护类和足部防护类。

一、头部防护类

主要是指高温防护头盔，由头罩、面罩和披肩组成，选用喷涂铝金属的织品或阻燃的帆布制作，面部用镀铝金属膜的有机玻璃做成观察窗，如图 4-19 所示。主要为窑头看火、高温材料清堵等岗位作业人员配备，一般与防热服配合使用。

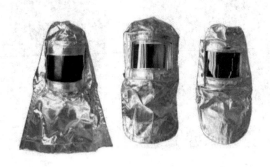

图 4-19　高温防护头盔

二、躯体防护类

主要包括白帆布防热服、石棉防热服和铝膜布防热服。

（1）白帆布防热服。用天然植物纤维织成的棉帆布、麻帆布制作，具有隔热、易弹落、耐磨、扯断强度大和透气性好等特点，用于工作场所中一般性热辐射的防护。

（2）石棉防热服。用少量含棉纤维的石棉布制成，对热辐射有很强的遮挡效果。但由于石棉对人体有害，在使用时很难避免被人体吸入，现在已经很少使用这种防热服。

（3）铝膜布防热服。采用抗氧化铝箔黏结复合法、表面喷涂铝粉法或薄膜镀铝的铝膜复合法等技术，在阻燃纯棉织物上增加反射辐射热的能力，如图 4 - 20 所示。这种防热服对热反射效率高、内有隔热里衬，接近 300 ℃高温时可达 1 h，500 ℃高温可达 30 min，在温度 800 ℃时距离热源 1.75 m 可达 2 min，并可瞬间接近 1000 ℃高温。

高温防护服主要为高温浇铸、高温材料清堵等作业人员配备。

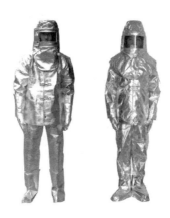

图 4 - 20　铝膜布防热服

三、手部防护类

主要是指耐高温手套，是由内包阻燃布的特制铝箔布、石棉布、阻燃帆布、耐火隔热毡等材料制成，如图 4 - 21 和图 4 - 22 所示。如果温度在 100 ℃以下，皮手套和棉手套可以反复使用；如果温度在 200 ℃左右，使用耐热材料制成的手套会安全很多。主要为窑头看火、高温浇铸、高温材料清堵等岗位作业人员配备。

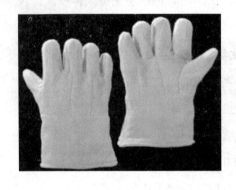

图 4-21 石棉布耐高温手套

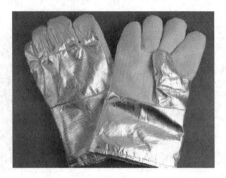

图 4-22 铝箔布耐高温手套

四、足部防护类

主要包括耐热防护鞋、耐高温防护鞋和焊接防护鞋。其中使用比较普遍的是耐高温防护鞋，如图 4-23 所示，主要是防止高温物料对足部的灼烫，并在鞋内底与外底之间装有隔热层，以保护足部在高温物体表面（不超过 300 ℃）上短时间作业免受烫伤，主要为高温浇铸、高温材料清堵等岗位作业人员配备。

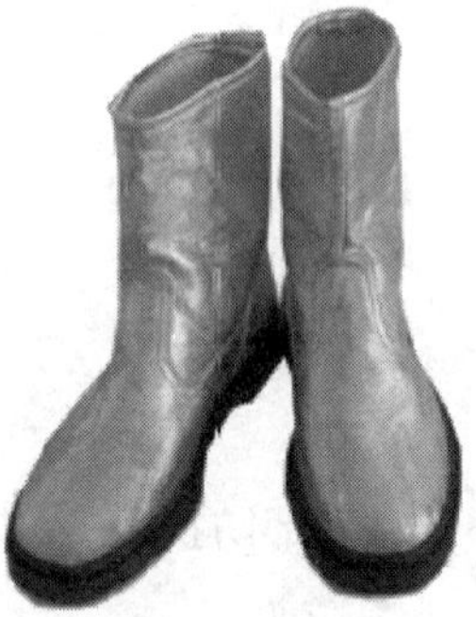

焊接防护鞋主要为从事电焊作业的人员配备，防止火焰、熔渣对足部造成烫伤。

高温防护用品在每次使用前应检查有无破损、离层、脱落和开线等现象，确保其完好、有效。要根据说明书中的要求，定期检查、维护，及时进行清洗。

图 4-23 耐高温防护鞋

第四节　其他类防护用品及其选用

本节介绍了其他相关类防护用品基本功能和选用原则，从振动防护用品、眼面部防护用品、电离辐射防护用品3个方面，对其他类防护用品的基本功能和选用原则进行了阐述。

一、振动防护用品及其选用

振动个体防护用品包括防振手套和防振鞋，本文主要对防振手套进行介绍。防振手套是对振动具有衰减功能的防护手套，用于防止局部受振，减弱振动向手臂的传递。主要为成型、精加工打磨等岗位使用手持振动工具进行作业的人员配备。防振手套的基本构造是在手掌、手指部位添加一定厚度的泡沫塑料、乳胶以及空气夹层等来有效吸收振动，如图4-24所示。需要注意的是，手套衬垫越厚，减振效果越好，但是对工具的操作性有一定影响。因此，在选择防振手套时，要在减振效果和操作性之间适当折中。选用防振手套要尺寸适当，太紧、太松都会影响减振效果，且不利

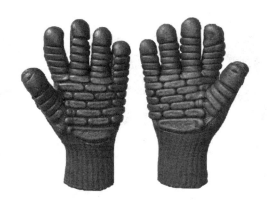

图4-24　防振手套

于操作工具。作业前应对手套进行检查，出现破损、磨蚀的情况，应立即更换。

二、眼面部防护用品及其选用

眼面部防护用品主要用于防护固体碎屑的冲击、有害光照等有害因素对人体面部和眼睛造成伤害，包括防护眼镜、防护眼罩、防护面屏等。本节主要对用于防护紫外线的焊接眼面护具进行介绍。

焊接眼面护具是预防紫外线伤害的防护装备，主要通过滤光片来达到防护目的，滤光片外加透明保护性镜片，起到防护冲击的作用。同时还必须具有耐高温、耐潮湿、阻燃等功能，且具有一定强度。主要为电焊作业人员配备。

焊接眼面护具主要包括自动变光焊接面罩、单片焊接眼罩和手持式焊接面罩，如图4-25至图4-27所示。使用前后应检查镜片是否有破损、缺失及变形。镜片透明度降低，影响操作时，应更换。使用中避免镜片表面刮擦，导致透明度降低。

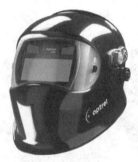
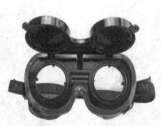
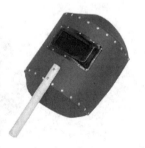

图4-25 自动变光 　　　图4-26 单片焊接眼罩 　　　图4-27 手持式
　焊接面罩 　　　　　　　　　　　　　　　　　　　焊接面罩

三、电离辐射防护用品及其选用

主要为 X 射线荧光分析等产生电离辐射的工作场所作业人员配备，包括防辐射工作服，以及配套的防护手套、防护靴、护目镜等，如图 4 – 28 所示。使用前必须认真检查有无破损，如有破损，严禁使用。按照说明书提供的信息对防护服进行清洗。使用中避免高温环境，金属部件应避免化学物质腐蚀。

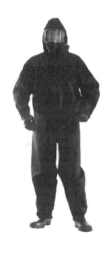

图 4 – 28　防辐射工作服

附录一　中华人民共和国职业病
防　治　法

（2001 年 10 月 27 日第九届全国人民代表大会常务委员会第二十四次会议通过　根据 2011 年 12 月 31 日第十一届全国人民代表大会常务委员会第二十四次会议《关于修改〈中华人民共和国职业病防治法〉的决定》第一次修正　根据 2016 年 7 月 2 日第十二届全国人民代表大会常务委员会第二十一次会议《关于修改〈中华人民共和国节约能源法〉等六部法律的决定》第二次修正　根据 2017 年 11 月 4 日第十二届全国人民代表大会常务委员会第三十次会议《关于修改〈中华人民共和国会计法〉等十一部法律的决定》第三次修正　根据 2018 年 12 月 29 日第十三届全国人民代表大会常务委员会第七次会议《关于修改〈中华人民共和国劳动法〉等七部法律的决定》第四次修正）

目　　录

第一章 总　　则

第一条　为了预防、控制和消除职业病危害，防治职业病，保护劳动者健康及其相关权益，促进经济社会发展，根据宪法，制定本法。

第二条　本法适用于中华人民共和国领域内的职业病防治活动。

本法所称职业病，是指企业、事业单位和个体经济组织等用人单位的劳动者在职业活动中，因接触粉尘、放射性物质和其他有毒、有害因素而引起的疾病。

职业病的分类和目录由国务院卫生行政部门会同国务院劳动保障行政部门制定、调整并公布。

第三条　职业病防治工作坚持预防为主、防治结合的方针，建立用人单位负责、行政机关监管、行业自律、职工参与和社会监督的机制，实行分类管理、综合治理。

第四条　劳动者依法享有职业卫生保护的权利。

用人单位应当为劳动者创造符合国家职业卫生标准和卫生要求的工作环境和条件，并采取措施保障劳动者获得职业卫生保护。

工会组织依法对职业病防治工作进行监督，维护劳动者的合法权益。用人单位制定或者修改有关职业病防治的规章制度，应当听取工会组织的意见。

第五条　用人单位应当建立、健全职业病防治责任制，加强对职业病防治的管理，提高职业病防治水平，对本单位产生的职业病危害承担责任。

第六条　用人单位的主要负责人对本单位的职业病防治工作全面负责。

第七条　用人单位必须依法参加工伤保险。

国务院和县级以上地方人民政府劳动保障行政部门应当加强对工伤保险的监督管理，确保劳动者依法享受工伤保险待遇。

第八条　国家鼓励和支持研制、开发、推广、应用有利于职业病防治和保护劳动者健康的新技术、新工艺、新设备、新材料，加强对职业病的机理和发生规律的基础研究，提高职业病防治科学技术水平；积极采用有效的职业病防治技术、工艺、设备、材料；限制使用或者淘汰职业病危害严重的技术、工艺、设备、材料。

国家鼓励和支持职业病医疗康复机构的建设。

第九条　国家实行职业卫生监督制度。

国务院卫生行政部门、劳动保障行政部门依照本法和国务院确定的职责，负责全国职业病防治的监督管理工作。国务院有关部门在各自的职责范围内负责职业病防治的有关监督管理工作。

县级以上地方人民政府卫生行政部门、劳动保障行政部门依据各自职责，负责本行政区域内职业病防治的监督管理工作。县级以上地方人民政府有关部门在各自的职责范围内负责职业病防治的有关监督管理工作。

县级以上人民政府卫生行政部门、劳动保障行政部门（以下统称职业卫生监督管理部门）应当加强沟通，密切配合，按照各自职责分工，依法行使职权，承担责任。

第十条　国务院和县级以上地方人民政府应当制定职业病防治规划，将其纳入国民经济和社会发展计划，并组织实施。

县级以上地方人民政府统一负责、领导、组织、协调本行政区域的职业病防治工作，建立健全职业病防治工作体制、机制，统一领导、指挥职业卫生突发事件应对工作；加强职业病防治能力建设和服务体系建设，完善、落实职业病防治工作责任制。

乡、民族乡、镇的人民政府应当认真执行本法，支持职业卫生监督管理部门依法履行职责。

第十一条 县级以上人民政府职业卫生监督管理部门应当加强对职业病防治的宣传教育，普及职业病防治的知识，增强用人单位的职业病防治观念，提高劳动者的职业健康意识、自我保护意识和行使职业卫生保护权利的能力。

第十二条 有关防治职业病的国家职业卫生标准，由国务院卫生行政部门组织制定并公布。

国务院卫生行政部门应当组织开展重点职业病监测和专项调查，对职业健康风险进行评估，为制定职业卫生标准和职业病防治政策提供科学依据。

县级以上地方人民政府卫生行政部门应当定期对本行政区域的职业病防治情况进行统计和调查分析。

第十三条 任何单位和个人有权对违反本法的行为进行检举和控告。有关部门收到相关的检举和控告后，应当及时处理。

对防治职业病成绩显著的单位和个人，给予奖励。

第二章 前 期 预 防

第十四条 用人单位应当依照法律、法规要求，严格遵守国家职业卫生标准，落实职业病预防措施，从源头上控制和消除职业病危害。

第十五条 产生职业病危害的用人单位的设立除应当符合法律、行政法规规定的设立条件外，其工作场所还应当符合下列职业卫生要求：

（一）职业病危害因素的强度或者浓度符合国家职业卫生标准；

（二）有与职业病危害防护相适应的设施；

（三）生产布局合理，符合有害与无害作业分开的原则；

（四）有配套的更衣间、洗浴间、孕妇休息间等卫生设施；

（五）设备、工具、用具等设施符合保护劳动者生理、心理健康的要求；

（六）法律、行政法规和国务院卫生行政部门关于保护劳动者健康的其他要求。

第十六条　国家建立职业病危害项目申报制度。

用人单位工作场所存在职业病目录所列职业病的危害因素的，应当及时、如实向所在地卫生行政部门申报危害项目，接受监督。

职业病危害因素分类目录由国务院卫生行政部门制定、调整并公布。职业病危害项目申报的具体办法由国务院卫生行政部门制定。

第十七条　新建、扩建、改建建设项目和技术改造、技术引进项目（以下统称建设项目）可能产生职业病危害的，建设单位在可行性论证阶段应当进行职业病危害预评价。

医疗机构建设项目可能产生放射性职业病危害的，建设单位应当向卫生行政部门提交放射性职业病危害预评价报告。卫生行政部门应当自收到预评价报告之日起三十日内，作出审核决定并书面通知建设单位。未提交预评价报告或者预评价报告未经卫生行政部门审核同意的，不得开工建设。

职业病危害预评价报告应当对建设项目可能产生的职业病危害因素及其对工作场所和劳动者健康的影响作出评价，确定危害类别和职业病防护措施。

建设项目职业病危害分类管理办法由国务院卫生行政部门制定。

第十八条　建设项目的职业病防护设施所需费用应当纳入建设项目工程预算，并与主体工程同时设计，同时施工，同时投入生产和使用。

建设项目的职业病防护设施设计应当符合国家职业卫生标准和卫生要求；其中，医疗机构放射性职业病危害严重的建设项目的防护设施设计，应当经卫生行政部门审查同意后，方可施工。

建设项目在竣工验收前，建设单位应当进行职业病危害控制效果评价。

医疗机构可能产生放射性职业病危害的建设项目竣工验收时，其放射性职业病防护设施经卫生行政部门验收合格后，方可投入使用；其他建设项目的职业病防护设施应当由建设单位负责依法组织验收，验收合格后，方可投入生产和使用。卫生行政部门应当加强对建设单位组织的验收活动和验收结果的监督核查。

第十九条　国家对从事放射性、高毒、高危粉尘等作业实行特殊管理。具体管理办法由国务院制定。

第三章　劳动过程中的防护与管理

第二十条　用人单位应当采取下列职业病防治管理措施：

（一）设置或者指定职业卫生管理机构或者组织，配备专职或者兼职的职业卫生管理人员，负责本单位的职业病防治工作；

（二）制定职业病防治计划和实施方案；

（三）建立、健全职业卫生管理制度和操作规程；

（四）建立、健全职业卫生档案和劳动者健康监护档案；

（五）建立、健全工作场所职业病危害因素监测及评价制度；

（六）建立、健全职业病危害事故应急救援预案。

第二十一条　用人单位应当保障职业病防治所需的资金投入，不得挤占、挪用，并对因资金投入不足导致的后果承担责任。

第二十二条　用人单位必须采用有效的职业病防护设施，并为劳动者提供个人使用的职业病防护用品。

用人单位为劳动者个人提供的职业病防护用品必须符合防治职业病的要求；不符合要求的，不得使用。

第二十三条　用人单位应当优先采用有利于防治职业病和保护劳动者健康的新技术、新工艺、新设备、新材料，逐步替代职业病危害严重的技术、工艺、设备、材料。

第二十四条　产生职业病危害的用人单位，应当在醒目位置设置公告栏，公布有关职业病防治的规章制度、操作规程、职业病危害事故应急救援措施和工作场所职业病危害因素检测结果。

对产生严重职业病危害的作业岗位，应当在其醒目位置，设置警示标识和中文警示说明。警示说明应当载明产生职业病危害的种类、后果、预防以及应急救治措施等内容。

第二十五条　对可能发生急性职业损伤的有毒、有害工作场所，用人单位应当设置报警装置，配置现场急救用品、冲洗设备、应急撤离通道和必要的泄险区。

对放射工作场所和放射性同位素的运输、贮存，用人单位必须配置防护设备和报警装置，保证接触放射线的工作人员佩戴个人剂量计。

对职业病防护设备、应急救援设施和个人使用的职业病防护用品，用人单位应当进行经常性的维护、检修，定期检测其性能和效果，确保其处于正常状态，不得擅自拆除或者停止使用。

第二十六条　用人单位应当实施由专人负责的职业病危害因素日常监测，并确保监测系统处于正常运行状态。

用人单位应当按照国务院卫生行政部门的规定，定期对工作场所进行职业病危害因素检测、评价。检测、评价结果存入用人单位职业卫生档案，定期向所在地卫生行政部门报告并向劳动者公布。

职业病危害因素检测、评价由依法设立的取得国务院卫生行政部门或者设区的市级以上地方人民政府卫生行政部门按照职责分工给予资质认可的职业卫生技术服务机构进行。职业卫生技术服务机构所作检测、评价应当客观、真实。

发现工作场所职业病危害因素不符合国家职业卫生标准和卫生要求时，用人单位应当立即采取相应治理措施，仍然达不到国家职业卫生标准和卫生要求的，必须停止存在职业病危害因素的作业；职业病危害因素经治理后，符合国家职业卫生标准和卫生要求的，方可重新作业。

第二十七条　职业卫生技术服务机构依法从事职业病危害因素检测、评价工作，接受卫生行政部门的监督检查。卫生行政部门应当依法履行监督职责。

第二十八条　向用人单位提供可能产生职业病危害的设备的，应当提供中文说明书，并在设备的醒目位置设置警示标识和中文警示说明。警示说明应当载明设备性能、可能产生的职业病危害、安全操作和维护注意事项、职业病防护以及应急救治措施等内容。

第二十九条　向用人单位提供可能产生职业病危害的化学品、放射性同位素和含有放射性物质的材料的，应当提供中文说明书。说明书应当载明产品特性、主要成份、存在的有害因素、可能产生的危害后果、安全使用注意事项、职业病防护以及应急救治措施等内容。产品包装应当有醒目的警示标识和中文警示说明。贮存上述材料的场所应当在规定的部位设置危险物品标识或者放射性警示标识。

国内首次使用或者首次进口与职业病危害有关的化学材料，使用单位或者进口单位按照国家规定经国务院有关部门批准后，应当向国务院卫生行政部门报送该化学材料的毒性鉴定以及经有关部门登记注册或者批准进口的文件等资料。

进口放射性同位素、射线装置和含有放射性物质的物品的，按照国家有关规定办理。

第三十条　任何单位和个人不得生产、经营、进口和使用国家明令禁止使用的可能产生职业病危害的设备或者材料。

第三十一条　任何单位和个人不得将产生职业病危害的作业转移给不具备职业病防护条件的单位和个人。不具备职业病防护条件的单位和个人不得接受产生职业病危害的作业。

第三十二条　用人单位对采用的技术、工艺、设备、材料，应当知悉其产生的职业病危害，对有职业病危害的技术、工艺、设备、材料隐瞒其危害而采用的，对所造成的职业病危害后果承担责任。

第三十三条　用人单位与劳动者订立劳动合同（含聘用合同，下同）时，应当将工作过程中可能产生的职业病危害及其后果、职业病防护措施和待遇等如实告知劳动者，并在劳动合同中写明，不得隐瞒或者欺骗。

劳动者在已订立劳动合同期间因工作岗位或者工作内容变更，从事与所订立劳动合同中未告知的存在职业病危害的作业时，用人单位应当依照前款规定，向劳动者履行如实告知的义务，并协商变更原劳动合同相关条款。

用人单位违反前两款规定的，劳动者有权拒绝从事存在职业病危害的作业，用人单位不得因此解除与劳动者所订立的劳动合同。

第三十四条　用人单位的主要负责人和职业卫生管理人员应当接受职业卫生培训，遵守职业病防治法律、法规，依法组织本单位的职业病防治工作。

用人单位应当对劳动者进行上岗前的职业卫生培训和在岗期间的定期职业卫生培训，普及职业卫生知识，督促劳动者遵守职业病防治法律、法规、规章和操作规程，指导劳动者正确使用职业病防护设备和个人使用的职业病防护用品。

劳动者应当学习和掌握相关的职业卫生知识，增强职业病防范意识，遵守职业病防治法律、法规、规章和操作规程，正确使用、维护职业病防护设备和个人使用的职业病防护用品，发现职业病危害事故隐患应当及时报告。

劳动者不履行前款规定义务的，用人单位应当对其进行教育。

第三十五条 对从事接触职业病危害的作业的劳动者，用人单位应当按照国务院卫生行政部门的规定组织上岗前、在岗期间和离岗时的职业健康检查，并将检查结果书面告知劳动者。职业健康检查费用由用人单位承担。

用人单位不得安排未经上岗前职业健康检查的劳动者从事接触职业病危害的作业；不得安排有职业禁忌的劳动者从事其所禁忌的作业；对在职业健康检查中发现有与所从事的职业相关的健康损害的劳动者，应当调离原工作岗位，并妥善安置；对未进行离岗前职业健康检查的劳动者不得解除或者终止与其订立的劳动合同。

职业健康检查应当由取得《医疗机构执业许可证》的医疗卫生机构承担。卫生行政部门应当加强对职业健康检查工作的规范管理，具体管理办法由国务院卫生行政部门制定。

第三十六条 用人单位应当为劳动者建立职业健康监护档案，并按照规定的期限妥善保存。

职业健康监护档案应当包括劳动者的职业史、职业病危害接触史、职业健康检查结果和职业病诊疗等有关个人健康资料。

劳动者离开用人单位时，有权索取本人职业健康监护档案复印件，用人单位应当如实、无偿提供，并在所提供的复印件上签章。

第三十七条 发生或者可能发生急性职业病危害事故时，用人单位应当立即采取应急救援和控制措施，并及时报告所在地卫生行政部门和有关部门。卫生行政部门接到报告后，应当及时会同有关部门组织调查处理；必要时，可以采取临时控制措施。卫生行政部门应当组织做好医疗救治工作。

对遭受或者可能遭受急性职业病危害的劳动者，用人单位应当及时组织救治、进行健康检查和医学观察，所需费用由用人单位承担。

第三十八条　用人单位不得安排未成年工从事接触职业病危害的作业；不得安排孕期、哺乳期的女职工从事对本人和胎儿、婴儿有危害的作业。

第三十九条　劳动者享有下列职业卫生保护权利：

（一）获得职业卫生教育、培训；

（二）获得职业健康检查、职业病诊疗、康复等职业病防治服务；

（三）了解工作场所产生或者可能产生的职业病危害因素、危害后果和应当采取的职业病防护措施；

（四）要求用人单位提供符合防治职业病要求的职业病防护设施和个人使用的职业病防护用品，改善工作条件；

（五）对违反职业病防治法律、法规以及危及生命健康的行为提出批评、检举和控告；

（六）拒绝违章指挥和强令进行没有职业病防护措施的作业；

（七）参与用人单位职业卫生工作的民主管理，对职业病防治工作提出意见和建议。

用人单位应当保障劳动者行使前款所列权利。因劳动者依法行使正当权利而降低其工资、福利等待遇或者解除、终止与其订立的劳动合同的，其行为无效。

第四十条　工会组织应当督促并协助用人单位开展职业卫生宣传教育和培训，有权对用人单位的职业病防治工作提出意见和建议，依法代表劳动者与用人单位签订劳动安全卫生专项集体合同，与用人单位就劳动者反映的有关职业病防治的问题进行协调并督促解决。

工会组织对用人单位违反职业病防治法律、法规，侵犯劳动者合法权益的行为，有权要求纠正；产生严重职业病危害时，有权要求采取防护措施，或者向政府有关部门建议采取强制性措施；发生职业病危害事故时，有权参与事故调查处理；发现危及劳动者生命健康的情形时，有权向用人单位建议组织劳动者撤离危险现场，用人单位应当立即作出处理。

第四十一条　用人单位按照职业病防治要求，用于预防和治理职业病危害、工作场所卫生检测、健康监护和职业卫生培训等费用，按照国家有关规定，在生产成本中据实列支。

第四十二条　职业卫生监督管理部门应当按照职责分工，加强对用人单位落实职业病防护管理措施情况的监督检查，依法行使职权，承担责任。

第四章　职业病诊断与职业病病人保障

第四十三条　职业病诊断应当由取得《医疗机构执业许可证》的医疗卫生机构承担。卫生行政部门应当加强对职业病诊断工作的规范管理，具体管理办法由国务院卫生行政部门制定。

承担职业病诊断的医疗卫生机构还应当具备下列条件：

（一）具有与开展职业病诊断相适应的医疗卫生技术人员；

（二）具有与开展职业病诊断相适应的仪器、设备；

（三）具有健全的职业病诊断质量管理制度。

承担职业病诊断的医疗卫生机构不得拒绝劳动者进行职业病诊断的要求。

第四十四条　劳动者可以在用人单位所在地、本人户籍所在地或者经常居住地依法承担职业病诊断的医疗卫生机构进行职业病诊断。

第四十五条　职业病诊断标准和职业病诊断、鉴定办法由国务院卫生行政部门制定。职业病伤残等级的鉴定办法由国务院劳动保障行政部门会同国务院卫生行政部门制定。

第四十六条　职业病诊断，应当综合分析下列因素：

（一）病人的职业史；

（二）职业病危害接触史和工作场所职业病危害因素情况；

（三）临床表现以及辅助检查结果等。

没有证据否定职业病危害因素与病人临床表现之间的必然联系的，应当诊断为职业病。

职业病诊断证明书应当由参与诊断的取得职业病诊断资格的执业医师签署，并经承担职业病诊断的医疗卫生机构审核盖章。

第四十七条　用人单位应当如实提供职业病诊断、鉴定所需的劳动者职业史和职业病危害接触史、工作场所职业病危害因素检测结果等资料；卫生行政部门应当监督检查和督促用人单位提供上述资料；劳动者和有关机构也应当提供与职业病诊断、鉴定有关的资料。

职业病诊断、鉴定机构需要了解工作场所职业病危害因素情况时，可以对工作场所进行现场调查，也可以向卫生行政部门提出，卫生行政部门应当在十日内组织现场调查。用人单位不得拒绝、阻挠。

第四十八条　职业病诊断、鉴定过程中，用人单位不提供工作场所职业病危害因素检测结果等资料的，诊断、鉴定机构应当结合劳动者的临床表现、辅助检查结果和劳动者的职业史、职业病危害接触史，并参考劳动者的自述、卫生行政部门提供的日常监督检查信息等，作出职业病诊断、鉴定结论。

劳动者对用人单位提供的工作场所职业病危害因素检测结果等资料有异议，或者因劳动者的用人单位解散、破产，无用人单位提供上述资料的，诊断、鉴定机构应当提请卫生行政部门进行调查，卫生行政部门应当自接到申请之日起三十日内对存在异议的资料或者工作场所职业病危害因素情况作出判定；有关部门应当配合。

第四十九条　职业病诊断、鉴定过程中，在确认劳动者职业史、职业病危害接触史时，当事人对劳动关系、工种、工作岗位或者在岗时间有争议的，可以向当地的劳动人事争议仲裁委员会申请仲裁；接到申请的劳动人事争议仲裁委员会应当受理，并在三十日内作出裁决。

当事人在仲裁过程中对自己提出的主张，有责任提供证据。劳动者无法提供由用人单位掌握管理的与仲裁主张有关的证据的，仲裁庭应当要求用人单位在指定期限内提供；用人单位在指定期限内不提供的，应当承担不利后果。

劳动者对仲裁裁决不服的，可以依法向人民法院提起诉讼。

用人单位对仲裁裁决不服的，可以在职业病诊断、鉴定程序结束之日起十五日内依法向人民法院提起诉讼；诉讼期间，劳动者的治疗费用按照职业病待遇规定的途径支付。

第五十条　用人单位和医疗卫生机构发现职业病病人或者疑似职业病病人时，应当及时向所在地卫生行政部门报告。确诊为职业病的，用人单位还应当向所在地劳动保障行政部门报告。接到报告的部门应当依法作出处理。

第五十一条　县级以上地方人民政府卫生行政部门负责本行政区域内的职业病统计报告的管理工作，并按照规定上报。

第五十二条　当事人对职业病诊断有异议的，可以向作出诊断的医疗卫生机构所在地地方人民政府卫生行政部门申请鉴定。

职业病诊断争议由设区的市级以上地方人民政府卫生行政部门根据当事人的申请，组织职业病诊断鉴定委员会进行鉴定。

当事人对设区的市级职业病诊断鉴定委员会的鉴定结论不服的，可以向省、自治区、直辖市人民政府卫生行政部门申请再鉴定。

第五十三条　职业病诊断鉴定委员会由相关专业的专家组成。

省、自治区、直辖市人民政府卫生行政部门应当设立相关的专家库，需要对职业病争议作出诊断鉴定时，由当事人或者当事人委托有关卫生行政部门从专家库中以随机抽取的方式确定参加诊断鉴定委员会的专家。

职业病诊断鉴定委员会应当按照国务院卫生行政部门颁布的职业病诊断标准和职业病诊断、鉴定办法进行职业病诊断鉴定，向当事人出具职业病诊断鉴定书。职业病诊断、鉴定费用由用人单位承担。

第五十四条　职业病诊断鉴定委员会组成人员应当遵守职业道德，客观、公正地进行诊断鉴定，并承担相应的责任。职业病诊断鉴定委员会组成人员不得私下接触当事人，不得收受当事人的财物或者其他好处，与当事人有利害关系的，应当回避。

人民法院受理有关案件需要进行职业病鉴定时，应当从省、自治区、直辖市人民政府卫生行政部门依法设立的相关的专家库中选取参加鉴定的专家。

第五十五条　医疗卫生机构发现疑似职业病病人时，应当告知劳动者本人并及时通知用人单位。

用人单位应当及时安排对疑似职业病病人进行诊断；在疑似职业病病人诊断或者医学观察期间，不得解除或者终止与其订立的劳动合同。

疑似职业病病人在诊断、医学观察期间的费用，由用人单位承担。

第五十六条　用人单位应当保障职业病病人依法享受国家规定的职业病待遇。

用人单位应当按照国家有关规定，安排职业病病人进行治疗、康复和定期检查。

用人单位对不适宜继续从事原工作的职业病病人，应当调离原岗位，并妥善安置。

用人单位对从事接触职业病危害的作业的劳动者，应当给予适当岗位津贴。

第五十七条　职业病病人的诊疗、康复费用，伤残以及丧失劳动能力的职业病病人的社会保障，按照国家有关工伤保险的规定执行。

第五十八条　职业病病人除依法享有工伤保险外，依照有关民事法律，尚有获得赔偿的权利的，有权向用人单位提出赔偿要求。

第五十九条　劳动者被诊断患有职业病，但用人单位没有依法参加工伤保险的，其医疗和生活保障由该用人单位承担。

第六十条　职业病病人变动工作单位，其依法享有的待遇不变。

用人单位在发生分立、合并、解散、破产等情形时，应当对从事接触职业病危害的作业的劳动者进行健康检查，并按照国家有关规定妥善安置职业病病人。

第六十一条　用人单位已经不存在或者无法确认劳动关系的职业病病人，可以向地方人民政府医疗保障、民政部门申请医疗救助和生活等方面的救助。

地方各级人民政府应当根据本地区的实际情况，采取其他措施，使前款规定的职业病病人获得医疗救治。

第五章　监　督　检　查

第六十二条　县级以上人民政府职业卫生监督管理部门依照职业病防治法律、法规、国家职业卫生标准和卫生要求，依据职责划分，对职业病防治工作进行监督检查。

第六十三条　卫生行政部门履行监督检查职责时，有权采取下列措施：

（一）进入被检查单位和职业病危害现场，了解情况，调查取证；

（二）查阅或者复制与违反职业病防治法律、法规的行为有关的资料和采集样品；

（三）责令违反职业病防治法律、法规的单位和个人停止违法行为。

第六十四条　发生职业病危害事故或者有证据证明危害状态可能导致职业病危害事故发生时，卫生行政部门可以采取下列临时控制措施：

（一）责令暂停导致职业病危害事故的作业；

（二）封存造成职业病危害事故或者可能导致职业病危害事故发生的材料和设备；

（三）组织控制职业病危害事故现场。

在职业病危害事故或者危害状态得到有效控制后，卫生行政部门应当及时解除控制措施。

第六十五条　职业卫生监督执法人员依法执行职务时，应当出示监督执法证件。

职业卫生监督执法人员应当忠于职守，秉公执法，严格遵守执法规范；涉及用人单位的秘密的，应当为其保密。

第六十六条　职业卫生监督执法人员依法执行职务时，被检查单位应当接受检查并予以支持配合，不得拒绝和阻碍。

第六十七条　卫生行政部门及其职业卫生监督执法人员履行职责时，不得有下列行为：

（一）对不符合法定条件的，发给建设项目有关证明文件、资质证明文件或者予以批准；

（二）对已经取得有关证明文件的，不履行监督检查职责；

（三）发现用人单位存在职业病危害的，可能造成职业病危害事故，不及时依法采取控制措施；

（四）其他违反本法的行为。

第六十八条　职业卫生监督执法人员应当依法经过资格认定。

职业卫生监督管理部门应当加强队伍建设，提高职业卫生监督执法人员的政治、业务素质，依照本法和其他有关法律、法规的规定，建立、健全内部监督制度，对其工作人员执行法律、法规和遵守纪律的情况，进行监督检查。

第六章　法　律　责　任

第六十九条　建设单位违反本法规定，有下列行为之一的，由卫生行政部门给予警告，责令限期改正；逾期不改正的，处十万元以上五十万元以下的罚款；情节严重的，责令停止产生职业病危害的作业，或者提请有关人民政府按照国务院规定的权限责令停建、关闭：

（一）未按照规定进行职业病危害预评价的；

（二）医疗机构可能产生放射性职业病危害的建设项目未按照规定提交放射性职业病危害预评价报告，或者放射性职业病危害预评价报告未经卫生行政部门审核同意，开工建设的；

（三）建设项目的职业病防护设施未按照规定与主体工程同时设计、同时施工、同时投入生产和使用的；

（四）建设项目的职业病防护设施设计不符合国家职业卫生标准和卫生要求，或者医疗机构放射性职业病危害严重的建设项目的防护设施设计未经卫生行政部门审查同意擅自施工的；

（五）未按照规定对职业病防护设施进行职业病危害控制效果评价的；

（六）建设项目竣工投入生产和使用前，职业病防护设施未按照规定验收合格的。

第七十条 违反本法规定，有下列行为之一的，由卫生行政部门给予警告，责令限期改正；逾期不改正的，处十万元以下的罚款：

（一）工作场所职业病危害因素检测、评价结果没有存档、上报、公布的；

（二）未采取本法第二十条规定的职业病防治管理措施的；

（三）未按照规定公布有关职业病防治的规章制度、操作规程、职业病危害事故应急救援措施的；

（四）未按照规定组织劳动者进行职业卫生培训，或者未对劳动者个人职业病防护采取指导、督促措施的；

（五）国内首次使用或者首次进口与职业病危害有关的化学材料，未按照规定报送毒性鉴定资料以及经有关部门登记注册或者批准进口的文件的。

第七十一条 用人单位违反本法规定，有下列行为之一的，由卫生行政部门责令限期改正，给予警告，可以并处五万元以上十万元以下的罚款：

（一）未按照规定及时、如实向卫生行政部门申报产生职业病危害的项目的；

（二）未实施由专人负责的职业病危害因素日常监测，或者监测系统不能正常监测的；

（三）订立或者变更劳动合同时，未告知劳动者职业病危害真实情况的；

（四）未按照规定组织职业健康检查、建立职业健康监护档案或者未将检查结果书面告知劳动者的；

（五）未依照本法规定在劳动者离开用人单位时提供职业健康监护档案复印件的。

第七十二条　用人单位违反本法规定，有下列行为之一的，由卫生行政部门给予警告，责令限期改正，逾期不改正的，处五万元以上二十万元以下的罚款；情节严重的，责令停止产生职业病危害的作业，或者提请有关人民政府按照国务院规定的权限责令关闭：

（一）工作场所职业病危害因素的强度或者浓度超过国家职业卫生标准的；

（二）未提供职业病防护设施和个人使用的职业病防护用品，或者提供的职业病防护设施和个人使用的职业病防护用品不符合国家职业卫生标准和卫生要求的；

（三）对职业病防护设备、应急救援设施和个人使用的职业病防护用品未按照规定进行维护、检修、检测，或者不能保持正常运行、使用状态的；

（四）未按照规定对工作场所职业病危害因素进行检测、评价的；

（五）工作场所职业病危害因素经治理仍然达不到国家职业卫生标准和卫生要求时，未停止存在职业病危害因素的作业的；

（六）未按照规定安排职业病病人、疑似职业病病人进行诊治的；

（七）发生或者可能发生急性职业病危害事故时，未立即采取应急救援和控制措施或者未按照规定及时报告的；

（八）未按照规定在产生严重职业病危害的作业岗位醒目位置设置警示标识和中文警示说明的；

（九）拒绝职业卫生监督管理部门监督检查的；

（十）隐瞒、伪造、篡改、毁损职业健康监护档案、工作场所职业病危害因素检测评价结果等相关资料，或者拒不提供职业病诊断、鉴定所需资料的；

（十一）未按照规定承担职业病诊断、鉴定费用和职业病病人的医疗、生活保障费用的。

第七十三条　向用人单位提供可能产生职业病危害的设备、材料，未按照规定提供中文说明书或者设置警示标识和中文警示说明的，由卫生行政部门责令限期改正，给予警告，并处五万元以上二十万元以下的罚款。

第七十四条　用人单位和医疗卫生机构未按照规定报告职业病、疑似职业病的，由有关主管部门依据职责分工责令限期改正，给予警告，可以并处一万元以下的罚款；弄虚作假的，并处二万元以上五万元以下的罚款；对直接负责的主管人员和其他直接责任人员，可以依法给予降级或者撤职的处分。

第七十五条　违反本法规定，有下列情形之一的，由卫生行政部门责令限期治理，并处五万元以上三十万元以下的罚款；情节严重的，责令停止产生职业病危害的作业，或者提请有关人民政府按照国务院规定的权限责令关闭：

（一）隐瞒技术、工艺、设备、材料所产生的职业病危害而采用的；

（二）隐瞒本单位职业卫生真实情况的；

（三）可能发生急性职业损伤的有毒、有害工作场所、放射工作场所或者放射性同位素的运输、贮存不符合本法第二十五条规定的；

（四）使用国家明令禁止使用的可能产生职业病危害的设备或者材料的；

（五）将产生职业病危害的作业转移给没有职业病防护条件的单位和个人，或者没有职业病防护条件的单位和个人接受产生职业病危害的作业的；

（六）擅自拆除、停止使用职业病防护设备或者应急救援设施的；

（七）安排未经职业健康检查的劳动者、有职业禁忌的劳动者、未成年工或者孕期、哺乳期女职工从事接触职业病危害的作业或者禁忌作业的；

（八）违章指挥和强令劳动者进行没有职业病防护措施的作业的。

第七十六条　生产、经营或者进口国家明令禁止使用的可能产生职业病危害的设备或者材料的，依照有关法律、行政法规的规定给予处罚。

第七十七条　用人单位违反本法规定，已经对劳动者生命健康造成严重损害的，由卫生行政部门责令停止产生职业病危害的作业，或者提请有关人民政府按照国务院规定的权限责令关闭，并处十万元以上五十万元以下的罚款。

第七十八条　用人单位违反本法规定，造成重大职业病危害事故或者其他严重后果，构成犯罪的，对直接负责的主管人员和其他直接责任人员，依法追究刑事责任。

第七十九条　未取得职业卫生技术服务资质认可擅自从事职业卫生技术服务的，由卫生行政部门责令立即停止违法行为，没收违法所得；违法所得五千元以上的，并处违法所得二倍以上十倍以下的罚款；没有违法所得或者违法所得不足五千元的，并处五千元以上五万元以下的罚款；情节严重的，对直接负责的主管人员和其他直接责任人员，依法给予降级、撤职或者开除的处分。

第八十条　从事职业卫生技术服务的机构和承担职业病诊断的医疗卫生机构违反本法规定，有下列行为之一的，由卫生行政部门责令立即停止违法行为，给予警告，没收违法所得；违法所得五千元以上的，并处违法所得二倍以上五倍以下的罚款；没有违法所得或者违法所得不足五千元的，并处五千元以上二万元以下的罚款；情节严重的，由原认可或者登记机关取消其相应的资格；对直接负责的主管人员和其他直接责任人员，依法给予降级、撤职或者开除的处分；构成犯罪的，依法追究刑事责任：

（一）超出资质认可或者诊疗项目登记范围从事职业卫生技术服务或

者职业病诊断的；

（二）不按照本法规定履行法定职责的；

（三）出具虚假证明文件的。

第八十一条　职业病诊断鉴定委员会组成人员收受职业病诊断争议当事人的财物或者其他好处的，给予警告，没收收受的财物，可以并处三千元以上五万元以下的罚款，取消其担任职业病诊断鉴定委员会组成人员的资格，并从省、自治区、直辖市人民政府卫生行政部门设立的专家库中予以除名。

第八十二条　卫生行政部门不按照规定报告职业病和职业病危害事故的，由上一级行政部门责令改正，通报批评，给予警告；虚报、瞒报的，对单位负责人、直接负责的主管人员和其他直接责任人员依法给予降级、撤职或者开除的处分。

第八十三条　县级以上地方人民政府在职业病防治工作中未依照本法履行职责，本行政区域出现重大职业病危害事故、造成严重社会影响的，依法对直接负责的主管人员和其他直接责任人员给予记大过直至开除的处分。

县级以上人民政府职业卫生监督管理部门不履行本法规定的职责，滥用职权、玩忽职守、徇私舞弊，依法对直接负责的主管人员和其他直接责任人员给予记大过或者降级的处分；造成职业病危害事故或者其他严重后果的，依法给予撤职或者开除的处分。

第八十四条　违反本法规定，构成犯罪的，依法追究刑事责任。

第七章　附　　则

第八十五条　本法下列用语的含义：

职业病危害，是指对从事职业活动的劳动者可能导致职业病的各种危害。职业病危害因素包括：职业活动中存在的各种有害的化学、物理、生物因素以及在作业过程中产生的其他职业有害因素。

职业禁忌，是指劳动者从事特定职业或者接触特定职业病危害因素时，比一般职业人群更易于遭受职业病危害和罹患职业病或者可能导致原有自身疾病病情加重，或者在从事作业过程中诱发可能导致对他人生命健康构成危险的疾病的个人特殊生理或者病理状态。

第八十六条　本法第二条规定的用人单位以外的单位，产生职业病危害的，其职业病防治活动可以参照本法执行。

劳务派遣用工单位应当履行本法规定的用人单位的义务。

中国人民解放军参照执行本法的办法，由国务院、中央军事委员会制定。

第八十七条　对医疗机构放射性职业病危害控制的监督管理，由卫生行政部门依照本法的规定实施。

第八十八条　本法自 2002 年 5 月 1 日起施行。

附录二　使用有毒物品作业场所劳动保护条例

中华人民共和国国务院令

第 352 号

第一章　总　　则

第一条　为了保证作业场所安全使用有毒物品，预防、控制和消除职业中毒危害，保护劳动者的生命安全、身体健康及其相关权益，根据职业病防治法和其他有关法律、行政法规的规定，制定本条例。

第二条　作业场所使用有毒物品可能产生职业中毒危害的劳动保护，适用本条例。

第三条　按照有毒物品产生的职业中毒危害程度，有毒物品分为一般有毒物品和高毒物品。国家对作业场所使用高毒物品实行特殊管理。

一般有毒物品目录、高毒物品目录由国务院卫生行政部门会同有关部门依据国家标准制定、调整并公布。

第四条　从事使用有毒物品作业的用人单位（以下简称用人单位）应当使用符合国家标准的有毒物品，不得在作业场所使用国家明令禁止使用的有毒物品或者使用不符合国家标准的有毒物品。

用人单位应当尽可能使用无毒物品；需要使用有毒物品的，应当优先选择使用低毒物品。

第五条　用人单位应当依照本条例和其他有关法律、行政法规的规定，采取有效的防护措施，预防职业中毒事故的发生，依法参加工伤保险，保障劳动者的生命安全和身体健康。

第六条 国家鼓励研制、开发、推广、应用有利于预防、控制、消除职业中毒危害和保护劳动者健康的新技术、新工艺、新材料；限制使用或者淘汰有关职业中毒危害严重的技术、工艺、材料；加强对有关职业病的机理和发生规律的基础研究，提高有关职业病防治科学技术水平。

第七条 禁止使用童工。

用人单位不得安排未成年人和孕期、哺乳期的女职工从事使用有毒物品的作业。

第八条 工会组织应当督促并协助用人单位开展职业卫生宣传教育和培训，对用人单位的职业卫生工作提出意见和建议，与用人单位就劳动者反映的职业病防治问题进行协调并督促解决。

工会组织对用人单位违反法律、法规，侵犯劳动者合法权益的行为，有权要求纠正；产生严重职业中毒危害时，有权要求用人单位采取防护措施，或者向政府有关部门建议采取强制性措施；发生职业中毒事故时，有权参与事故调查处理；发现危及劳动者生命、健康的情形时，有权建议用人单位组织劳动者撤离危险现场，用人单位应当立即作出处理。

第九条 县级以上人民政府卫生行政部门及其他有关行政部门应当依据各自的职责，监督用人单位严格遵守本条例和其他有关法律、法规的规定，加强作业场所使用有毒物品的劳动保护，防止职业中毒事故发生，确保劳动者依法享有的权利。

第十条 各级人民政府应当加强对使用有毒物品作业场所职业卫生安全及相关劳动保护工作的领导，督促、支持卫生行政部门及其他有关行政部门依法履行监督检查职责，及时协调、解决有关重大问题；在发生职业中毒事故时，应当采取有效措施，控制事故危害的蔓延并消除事故危害，并妥善处理有关善后工作。

第二章　作业场所的预防措施

第十一条　用人单位的设立，应当符合有关法律、行政法规规定的设立条件，并依法办理有关手续，取得营业执照。

用人单位的使用有毒物品作业场所，除应当符合职业病防治法规定的职业卫生要求外，还必须符合下列要求：

（一）作业场所与生活场所分开，作业场所不得住人；

（二）有害作业与无害作业分开，高毒作业场所与其他作业场所隔离；

（三）设置有效的通风装置；可能突然泄漏大量有毒物品或者易造成急性中毒的作业场所，设置自动报警装置和事故通风设施；

（四）高毒作业场所设置应急撤离通道和必要的泄险区。

用人单位及其作业场所符合前两款规定的，由卫生行政部门发给职业卫生安全许可证，方可从事使用有毒物品的作业。

第十二条　使用有毒物品作业场所应当设置黄色区域警示线、警示标识和中文警示说明。警示说明应当载明产生职业中毒危害的种类、后果、预防以及应急救治措施等内容。

高毒作业场所应当设置红色区域警示线、警示标识和中文警示说明，并设置通讯报警设备。

第十三条　新建、扩建、改建的建设项目和技术改造、技术引进项目（以下统称建设项目），可能产生职业中毒危害的，应当依照职业病防治法的规定进行职业中毒危害预评价，并经卫生行政部门审核同意；可能产生职业中毒危害的建设项目的职业中毒危害防护设施应当与主体工程同时设计，同时施工，同时投入生产和使用；建设项目竣工，应当进行职业中毒危害控制效果评价，并经卫生行政部门验收合格。

存在高毒作业的建设项目的职业中毒危害防护设施设计，应当经卫生行政部门进行卫生审查；经审查，符合国家职业卫生标准和卫生要求的，方可施工。

第十四条　用人单位应当按照国务院卫生行政部门的规定，向卫生行政部门及时、如实申报存在职业中毒危害项目。

从事使用高毒物品作业的用人单位，在申报使用高毒物品作业项目时，应当向卫生行政部门提交下列有关资料：

（一）职业中毒危害控制效果评价报告；

（二）职业卫生管理制度和操作规程等材料；

（三）职业中毒事故应急救援预案。

从事使用高毒物品作业的用人单位变更所使用的高毒物品品种的，应当依照前款规定向原受理申报的卫生行政部门重新申报。

第十五条　用人单位变更名称、法定代表人或者负责人的，应当向原受理申报的卫生行政部门备案。

第十六条　从事使用高毒物品作业的用人单位，应当配备应急救援人员和必要的应急救援器材、设备，制定事故应急救援预案，并根据实际情况变化对应急救援预案适时进行修订，定期组织演练。事故应急救援预案和演练记录应当报当地卫生行政部门、安全生产监督管理部门和公安部门备案。

第三章　劳动过程的防护

第十七条　用人单位应当依照职业病防治法的有关规定，采取有效的职业卫生防护管理措施，加强劳动过程中的防护与管理。

从事使用高毒物品作业的用人单位，应当配备专职的或者兼职的职业卫生医师和护士；不具备配备专职的或者兼职的职业卫生医师和护士条件的，应当与依法取得资质认证的职业卫生技术服务机构签订合同，由其提供职业卫生服务。

第十八条　用人单位应当与劳动者订立劳动合同，将工作过程中可能产生的职业中毒危害及其后果、职业中毒危害防护措施和待遇等如实告知劳动者，并在劳动合同中写明，不得隐瞒或者欺骗。

劳动者在已订立劳动合同期间因工作岗位或者工作内容变更，从事劳动合同中未告知的存在职业中毒危害的作业时，用人单位应当依照前款规定，如实告知劳动者，并协商变更原劳动合同有关条款。

用人单位违反前两款规定的，劳动者有权拒绝从事存在职业中毒危害的作业，用人单位不得因此单方面解除或者终止与劳动者所订立的劳动合同。

第十九条　用人单位有关管理人员应当熟悉有关职业病防治的法律、法规以及确保劳动者安全使用有毒物品作业的知识。

用人单位应当对劳动者进行上岗前的职业卫生培训和在岗期间的定期职业卫生培训，普及有关职业卫生知识，督促劳动者遵守有关法律、法规和操作规程，指导劳动者正确使用职业中毒危害防护设备和个人使用的职业中毒危害防护用品。

劳动者经培训考核合格，方可上岗作业。

第二十条　用人单位应当确保职业中毒危害防护设备、应急救援设施、通讯报警装置处于正常适用状态，不得擅自拆除或者停止运行。

用人单位应当对前款所列设施进行经常性的维护、检修，定期检测其性能和效果，确保其处于良好运行状态。

职业中毒危害防护设备、应急救援设施和通讯报警装置处于不正常状态时，用人单位应当立即停止使用有毒物品作业；恢复正常状态后，方可重新作业。

第二十一条　用人单位应当为从事使用有毒物品作业的劳动者提供符合国家职业卫生标准的防护用品，并确保劳动者正确使用。

第二十二条　有毒物品必须附具说明书，如实载明产品特性、主要成分、存在的职业中毒危害因素、可能产生的危害后果、安全使用注意事项、职业中毒危害防护以及应急救治措施等内容；没有说明书或者说明书不符合要求的，不得向用人单位销售。

用人单位有权向生产、经营有毒物品的单位索取说明书。

第二十三条　有毒物品的包装应当符合国家标准，并以易于劳动者理解的方式加贴或者拴挂有毒物品安全标签。有毒物品的包装必须有醒目的警示标识和中文警示说明。

经营、使用有毒物品的单位，不得经营、使用没有安全标签、警示标识和中文警示说明的有毒物品。

第二十四条　用人单位维护、检修存在高毒物品的生产装置，必须事先制订维护、检修方案，明确职业中毒危害防护措施，确保维护、检修人员的生命安全和身体健康。

维护、检修存在高毒物品的生产装置，必须严格按照维护、检修方案和操作规程进行。维护、检修现场应当有专人监护，并设置警示标志。

第二十五条　需要进入存在高毒物品的设备、容器或者狭窄封闭场所作业时，用人单位应当事先采取下列措施：

（一）保持作业场所良好的通风状态，确保作业场所职业中毒危害因素浓度符合国家职业卫生标准；

（二）为劳动者配备符合国家职业卫生标准的防护用品；

（三）设置现场监护人员和现场救援设备。

未采取前款规定措施或者采取的措施不符合要求的，用人单位不得安排劳动者进入存在高毒物品的设备、容器或者狭窄封闭场所作业。

第二十六条 用人单位应当按照国务院卫生行政部门的规定，定期对使用有毒物品作业场所职业中毒危害因素进行检测、评价。检测、评价结果存入用人单位职业卫生档案，定期向所在地卫生行政部门报告并向劳动者公布。

从事使用高毒物品作业的用人单位应当至少每一个月对高毒作业场所进行一次职业中毒危害因素检测；至少每半年进行一次职业中毒危害控制效果评价。

高毒作业场所职业中毒危害因素不符合国家职业卫生标准和卫生要求时，用人单位必须立即停止高毒作业，并采取相应的治理措施；经治理，职业中毒危害因素符合国家职业卫生标准和卫生要求的，方可重新作业。

第二十七条 从事使用高毒物品作业的用人单位应当设置淋浴间和更衣室，并设置清洗、存放或者处理从事使用高毒物品作业劳动者的工作服、工作鞋帽等物品的专用间。

劳动者结束作业时，其使用的工作服、工作鞋帽等物品必须存放在高毒作业区域内，不得穿戴到非高毒作业区域。

第二十八条 用人单位应当按照规定对从事使用高毒物品作业的劳动者进行岗位轮换。

用人单位应当为从事使用高毒物品作业的劳动者提供岗位津贴。

第二十九条 用人单位转产、停产、停业或者解散、破产的，应当采取有效措施，妥善处理留存或者残留有毒物品的设备、包装物和容器。

第三十条 用人单位应当对本单位执行本条例规定的情况进行经常性的监督检查；发现问题，应当及时依照本条例规定的要求进行处理。

第四章　职业健康监护

第三十一条　用人单位应当组织从事使用有毒物品作业的劳动者进行上岗前职业健康检查。

用人单位不得安排未经上岗前职业健康检查的劳动者从事使用有毒物品的作业，不得安排有职业禁忌的劳动者从事其所禁忌的作业。

第三十二条　用人单位应当对从事使用有毒物品作业的劳动者进行定期职业健康检查。

用人单位发现有职业禁忌或者有与所从事职业相关的健康损害的劳动者，应当将其及时调离原工作岗位，并妥善安置。

用人单位对需要复查和医学观察的劳动者，应当按照体检机构的要求安排其复查和医学观察。

第三十三条　用人单位应当对从事使用有毒物品作业的劳动者进行离岗时的职业健康检查；对离岗时未进行职业健康检查的劳动者，不得解除或者终止与其订立的劳动合同。

用人单位发生分立、合并、解散、破产等情形的，应当对从事使用有毒物品作业的劳动者进行健康检查，并按照国家有关规定妥善安置职业病病人。

第三十四条　用人单位对受到或者可能受到急性职业中毒危害的劳动者，应当及时组织进行健康检查和医学观察。

第三十五条　劳动者职业健康检查和医学观察的费用，由用人单位承担。

第三十六条　用人单位应当建立职业健康监护档案。

职业健康监护档案应当包括下列内容：

（一）劳动者的职业史和职业中毒危害接触史；

155

（二）相应作业场所职业中毒危害因素监测结果；

（三）职业健康检查结果及处理情况；

（四）职业病诊疗等劳动者健康资料。

第五章　劳动者的权利与义务

第三十七条　从事使用有毒物品作业的劳动者在存在威胁生命安全或者身体健康危险的情况下，有权通知用人单位并从使用有毒物品造成的危险现场撤离。

用人单位不得因劳动者依据前款规定行使权利，而取消或者减少劳动者在正常工作时享有的工资、福利待遇。

第三十八条　劳动者享有下列职业卫生保护权利：

（一）获得职业卫生教育、培训；

（二）获得职业健康检查、职业病诊疗、康复等职业病防治服务；

（三）了解工作场所产生或者可能产生的职业中毒危害因素、危害后果和应当采取的职业中毒危害防护措施；

（四）要求用人单位提供符合防治职业病要求的职业中毒危害防护设施和个人使用的职业中毒危害防护用品，改善工作条件；

（五）对违反职业病防治法律、法规，危及生命、健康的行为提出批评、检举和控告；

（六）拒绝违章指挥和强令进行没有职业中毒危害防护措施的作业；

（七）参与用人单位职业卫生工作的民主管理，对职业病防治工作提出意见和建议。

用人单位应当保障劳动者行使前款所列权利。禁止因劳动者依法行使正当权利而降低其工资、福利等待遇或者解除、终止与其订立的劳动合同。

第三十九条　劳动者有权在正式上岗前从用人单位获得下列资料：

（一）作业场所使用的有毒物品的特性、有害成分、预防措施、教育和培训资料；

（二）有毒物品的标签、标识及有关资料；

（三）有毒物品安全使用说明书；

（四）可能影响安全使用有毒物品的其他有关资料。

第四十条　劳动者有权查阅、复印其本人职业健康监护档案。

劳动者离开用人单位时，有权索取本人健康监护档案复印件；用人单位应当如实、无偿提供，并在所提供的复印件上签章。

第四十一条　用人单位按照国家规定参加工伤保险的，患职业病的劳动者有权按照国家有关工伤保险的规定，享受下列工伤保险待遇：

（一）医疗费：因患职业病进行诊疗所需费用，由工伤保险基金按照规定标准支付；

（二）住院伙食补助费：由用人单位按照当地因公出差伙食标准的一定比例支付；

（三）康复费：由工伤保险基金按照规定标准支付；

（四）残疾用具费：因残疾需要配置辅助器具的，所需费用由工伤保险基金按照普及型辅助器具标准支付；

（五）停工留薪期待遇：原工资、福利待遇不变，由用人单位支付；

（六）生活护理补助费：经评残并确认需要生活护理的，生活护理补助费由工伤保险基金按照规定标准支付；

（七）一次性伤残补助金：经鉴定为十级至一级伤残的，按照伤残等级享受相当于 6 个月至 24 个月的本人工资的一次性伤残补助金，由工伤保险基金支付；

（八）伤残津贴：经鉴定为四级至一级伤残的，按照规定享受相当于本人工资 75% 至 90% 的伤残津贴，由工伤保险基金支付；

（九）死亡补助金：因职业中毒死亡的，由工伤保险基金按照不低于 48 个月的统筹地区上年度职工月平均工资的标准一次支付；

（十）丧葬补助金：因职业中毒死亡的，由工伤保险基金按照 6 个月的统筹地区上年度职工月平均工资的标准一次支付；

（十一）供养亲属抚恤金：因职业中毒死亡的，对由死者生前提供主要生活来源的亲属由工伤保险基金支付抚恤金：对其配偶每月按照统筹地区上年度职工月平均工资的 40% 发给，对其生前供养的直系亲属每人每月按照统筹地区上年度职工月平均工资的 30% 发给；

（十二）国家规定的其他工伤保险待遇。

本条例施行后，国家对工伤保险待遇的项目和标准作出调整时，从其规定。

第四十二条　用人单位未参加工伤保险的，其劳动者从事有毒物品作业患职业病的，用人单位应当按照国家有关工伤保险规定的项目和标准，保证劳动者享受工伤待遇。

第四十三条　用人单位无营业执照以及被依法吊销营业执照，其劳动者从事使用有毒物品作业患职业病的，应当按照国家有关工伤保险规定的项目和标准，给予劳动者一次性赔偿。

第四十四条　用人单位分立、合并的，承继单位应当承担由原用人单位对患职业病的劳动者承担的补偿责任。

用人单位解散、破产的，应当依法从其清算财产中优先支付患职业病的劳动者的补偿费用。

第四十五条　劳动者除依法享有工伤保险外，依照有关民事法律的规定，尚有获得赔偿的权利的，有权向用人单位提出赔偿要求。

第四十六条　劳动者应当学习和掌握相关职业卫生知识，遵守有关劳动保护的法律、法规和操作规程，正确使用和维护职业中毒危害防护设施及其用品；发现职业中毒事故隐患时，应当及时报告。

作业场所出现使用有毒物品产生的危险时，劳动者应当采取必要措施，按照规定正确使用防护设施，将危险加以消除或者减少到最低限度。

第六章　监　督　管　理

第四十七条　县级以上人民政府卫生行政部门应当依照本条例的规定和国家有关职业卫生要求，依据职责划分，对作业场所使用有毒物品作业及职业中毒危害检测、评价活动进行监督检查。

卫生行政部门实施监督检查，不得收取费用，不得接受用人单位的财物或者其他利益。

第四十八条　卫生行政部门应当建立、健全监督制度，核查反映用人单位有关劳动保护的材料，履行监督责任。

用人单位应当向卫生行政部门如实、具体提供反映有关劳动保护的材料；必要时，卫生行政部门可以查阅或者要求用人单位报送有关材料。

第四十九条　卫生行政部门应当监督用人单位严格执行有关职业卫生规范。

卫生行政部门应当依照本条例的规定对使用有毒物品作业场所的职业卫生防护设备、设施的防护性能进行定期检验和不定期的抽查；发现职业卫生防护设备、设施存在隐患时，应当责令用人单位立即消除隐患；消除隐患期间，应当责令其停止作业。

第五十条　卫生行政部门应当采取措施，鼓励对用人单位的违法行为进行举报、投诉、检举和控告。

卫生行政部门对举报、投诉、检举和控告应当及时核实，依法作出处理，并将处理结果予以公布。

卫生行政部门对举报人、投诉人、检举人和控告人负有保密的义务。

第五十一条　卫生行政部门执法人员依法执行职务时，应当出示执法证件。

卫生行政部门执法人员应当忠于职守，秉公执法；涉及用人单位秘密的，应当为其保密。

第五十二条　卫生行政部门依法实施罚款的行政处罚，应当依照有关法律、行政法规的规定，实施罚款决定与罚款收缴分离；收缴的罚款以及依法没收的经营所得，必须全部上缴国库。

第五十三条　卫生行政部门履行监督检查职责时，有权采取下列措施：

（一）进入用人单位和使用有毒物品作业场所现场，了解情况，调查取证，进行抽样检查、检测、检验，进行实地检查；

（二）查阅或者复制与违反本条例行为有关的资料，采集样品；

（三）责令违反本条例规定的单位和个人停止违法行为。

第五十四条　发生职业中毒事故或者有证据证明职业中毒危害状态可能导致事故发生时，卫生行政部门有权采取下列临时控制措施：

（一）责令暂停导致职业中毒事故的作业；

（二）封存造成职业中毒事故或者可能导致事故发生的物品；

（三）组织控制职业中毒事故现场。

在职业中毒事故或者危害状态得到有效控制后，卫生行政部门应当及时解除控制措施。

第五十五条　卫生行政部门执法人员依法执行职务时，被检查单位应当接受检查并予以支持、配合，不得拒绝和阻碍。

第五十六条　卫生行政部门应当加强队伍建设，提高执法人员的政治、业务素质，依照本条例的规定，建立、健全内部监督制度，对执法人员执行法律、法规和遵守纪律的情况进行监督检查。

第七章　罚　　则

第五十七条　卫生行政部门的工作人员有下列行为之一，导致职业中毒事故发生的，依照刑法关于滥用职权罪、玩忽职守罪或者其他罪的规定，依法追究刑事责任；造成职业中毒危害但尚未导致职业中毒事故发生，不够刑事处罚的，根据不同情节，依法给予降级、撤职或者开除的行政处分：

（一）对不符合本条例规定条件的涉及使用有毒物品作业事项，予以批准的；

（二）发现用人单位擅自从事使用有毒物品作业，不予取缔的；

（三）对依法取得批准的用人单位不履行监督检查职责，发现其不再具备本条例规定的条件而不撤销原批准或者发现违反本条例的其他行为不予查处的；

（四）发现用人单位存在职业中毒危害，可能造成职业中毒事故，不及时依法采取控制措施的。

第五十八条　用人单位违反本条例的规定，有下列情形之一的，由卫生行政部门给予警告，责令限期改正，处 10 万元以上 50 万元以下的罚款；逾期不改正的，提请有关人民政府按照国务院规定的权限责令停建、予以关闭；造成严重职业中毒危害或者导致职业中毒事故发生的，对负有责任的主管人员和其他直接责任人员依照刑法关于重大劳动安全事故罪或者其他罪的规定，依法追究刑事责任：

（一）可能产生职业中毒危害的建设项目，未依照职业病防治法的规定进行职业中毒危害预评价，或者预评价未经卫生行政部门审核同意，擅自开工的；

（二）职业卫生防护设施未与主体工程同时设计，同时施工，同时投入生产和使用的；

（三）建设项目竣工，未进行职业中毒危害控制效果评价，或者未经卫生行政部门验收或者验收不合格，擅自投入使用的；

（四）存在高毒作业的建设项目的防护设施设计未经卫生行政部门审查同意，擅自施工的。

第五十九条　用人单位违反本条例的规定，有下列情形之一的，由卫生行政部门给予警告，责令限期改正，处 5 万元以上 20 万元以下的罚款；逾期不改正的，提请有关人民政府按照国务院规定的权限予以关闭；造成严重职业中毒危害或者导致职业中毒事故发生的，对负有责任的主管人员和其他直接责任人员依照刑法关于重大劳动安全事故罪或者其他罪的规定，依法追究刑事责任：

（一）使用有毒物品作业场所未按照规定设置警示标识和中文警示说明的；

（二）未对职业卫生防护设备、应急救援设施、通讯报警装置进行维护、检修和定期检测，导致上述设施处于不正常状态的；

（三）未依照本条例的规定进行职业中毒危害因素检测和职业中毒危害控制效果评价的；

（四）高毒作业场所未按照规定设置撤离通道和泄险区的；

（五）高毒作业场所未按照规定设置警示线的；

（六）未向从事使用有毒物品作业的劳动者提供符合国家职业卫生标准的防护用品，或者未保证劳动者正确使用的。

第六十条　用人单位违反本条例的规定，有下列情形之一的，由卫生行政部门给予警告，责令限期改正，处 5 万元以上 30 万元以下的罚款；逾期不改正的，提请有关人民政府按照国务院规定的权限予以关闭；造成严重职业中毒危害或者导致职业中毒事故发生的，对负有责任的主管人员和其他直接责任人员依照刑法关于重大责任事故罪、重大劳动安全事故罪或者其他罪的规定，依法追究刑事责任：

（一）使用有毒物品作业场所未设置有效通风装置的，或者可能突然泄漏大量有毒物品或者易造成急性中毒的作业场所未设置自动报警装置或者事故通风设施的；

（二）职业卫生防护设备、应急救援设施、通讯报警装置处于不正常状态而不停止作业，或者擅自拆除或者停止运行职业卫生防护设备、应急救援设施、通讯报警装置的。

第六十一条　从事使用高毒物品作业的用人单位违反本条例的规定，有下列行为之一的，由卫生行政部门给予警告，责令限期改正，处 5 万元以上 20 万元以下的罚款；逾期不改正的，提请有关人民政府按照国务院规定的权限予以关闭；造成严重职业中毒危害或者导致职业中毒事故发生的，对负有责任的主管人员和其他直接责任人员依照刑法关于重大责任事故罪或者其他罪的规定，依法追究刑事责任：

（一）作业场所职业中毒危害因素不符合国家职业卫生标准和卫生要求而不立即停止高毒作业并采取相应的治理措施的，或者职业中毒危害因素治理不符合国家职业卫生标准和卫生要求重新作业的；

（二）未依照本条例的规定维护、检修存在高毒物品的生产装置的；

（三）未采取本条例规定的措施，安排劳动者进入存在高毒物品的设备、容器或者狭窄封闭场所作业的。

第六十二条　在作业场所使用国家明令禁止使用的有毒物品或者使用不符合国家标准的有毒物品的，由卫生行政部门责令立即停止使用，处 5 万元以上 30 万元以下的罚款；情节严重的，责令停止使用有毒物品作业，或者提请有关人民政府按照国务院规定的权限予以关闭；造成严重职业中毒危害或者导致职业中毒事故发生的，对负有责任的主管人员和其他直接责任人员依照刑法关于危险物品肇事罪、重大责任事故罪或者其他罪的规定，依法追究刑事责任。

第六十三条　用人单位违反本条例的规定，有下列行为之一的，由卫生行政部门给予警告，责令限期改正；逾期不改正的，处 5 万元以上 30 万元以下的罚款；造成严重职业中毒危害或者导致职业中毒事故发生的，对负有责任的主管人员和其他直接责任人员依照刑法关于重大责任事故罪或者其他罪的规定，依法追究刑事责任：

（一）使用未经培训考核合格的劳动者从事高毒作业的；

（二）安排有职业禁忌的劳动者从事所禁忌的作业的；

（三）发现有职业禁忌或者有与所从事职业相关的健康损害的劳动者，未及时调离原工作岗位，并妥善安置的；

（四）安排未成年人或者孕期、哺乳期的女职工从事使用有毒物品作业的；

（五）使用童工的。

第六十四条　违反本条例的规定，未经许可，擅自从事使用有毒物品作业的，由工商行政管理部门、卫生行政部门依据各自职权予以取缔；造成职业中毒事故的，依照刑法关于危险物品肇事罪或者其他罪的规定，依法追究刑事责任；尚不够刑事处罚的，由卫生行政部门没收经营所得，并处经营所得 3 倍以上 5 倍以下的罚款；对劳动者造成人身伤害的，依法承担赔偿责任。

第六十五条　从事使用有毒物品作业的用人单位违反本条例的规定，在转产、停产、停业或者解散、破产时未采取有效措施，妥善处理留存或者残留高毒物品的设备、包装物和容器的，由卫生行政部门责令改正，处 2 万元以上 10 万元以下的罚款；触犯刑律的，对负有责任的主管人员和其他直接责任人员依照刑法关于重大环境污染事故罪、危险物品肇事罪或者其他罪的规定，依法追究刑事责任。

第六十六条　用人单位违反本条例的规定，有下列情形之一的，由卫生行政部门给予警告，责令限期改正，处5000元以上2万元以下的罚款；逾期不改正的，责令停止使用有毒物品作业，或者提请有关人民政府按照国务院规定的权限予以关闭；造成严重职业中毒危害或者导致职业中毒事故发生的，对负有责任的主管人员和其他直接责任人员依照刑法关于重大劳动安全事故罪、危险物品肇事罪或者其他罪的规定，依法追究刑事责任：

（一）使用有毒物品作业场所未与生活场所分开或者在作业场所住人的；

（二）未将有害作业与无害作业分开的；

（三）高毒作业场所未与其他作业场所有效隔离的；

（四）从事高毒作业未按照规定配备应急救援设施或者制定事故应急救援预案的。

第六十七条　用人单位违反本条例的规定，有下列情形之一的，由卫生行政部门给予警告，责令限期改正，处2万元以上5万元以下的罚款；逾期不改正的，提请有关人民政府按照国务院规定的权限予以关闭：

（一）未按照规定向卫生行政部门申报高毒作业项目的；

（二）变更使用高毒物品品种，未按照规定向原受理申报的卫生行政部门重新申报，或者申报不及时、有虚假的。

第六十八条　用人单位违反本条例的规定，有下列行为之一的，由卫生行政部门给予警告，责令限期改正，处2万元以上5万元以下的罚款；逾期不改正的，责令停止使用有毒物品作业，或者提请有关人民政府按照国务院规定的权限予以关闭：

（一）未组织从事使用有毒物品作业的劳动者进行上岗前职业健康检查，安排未经上岗前职业健康检查的劳动者从事使用有毒物品作业的；

（二）未组织从事使用有毒物品作业的劳动者进行定期职业健康检查的；

（三）未组织从事使用有毒物品作业的劳动者进行离岗职业健康检查的；

（四）对未进行离岗职业健康检查的劳动者，解除或者终止与其订立的劳动合同的；

（五）发生分立、合并、解散、破产情形，未对从事使用有毒物品作业的劳动者进行健康检查，并按照国家有关规定妥善安置职业病病人的；

（六）对受到或者可能受到急性职业中毒危害的劳动者，未及时组织进行健康检查和医学观察的；

（七）未建立职业健康监护档案的；

（八）劳动者离开用人单位时，用人单位未如实、无偿提供职业健康监护档案的；

（九）未依照职业病防治法和本条例的规定将工作过程中可能产生的职业中毒危害及其后果、有关职业卫生防护措施和待遇等如实告知劳动者并在劳动合同中写明的；

（十）劳动者在存在威胁生命、健康危险的情况下，从危险现场中撤离，而被取消或者减少应当享有的待遇的。

第六十九条　用人单位违反本条例的规定，有下列行为之一的，由卫生行政部门给予警告，责令限期改正，处 5000 元以上 2 万元以下的罚款；逾期不改正的，责令停止使用有毒物品作业，或者提请有关人民政府按照国务院规定的权限予以关闭：

（一）未按照规定配备或者聘请职业卫生医师和护士的；

（二）未为从事使用高毒物品作业的劳动者设置淋浴间、更衣室或者未设置清洗、存放和处理工作服、工作鞋帽等物品的专用间，或者不能正常使用的；

（三）未安排从事使用高毒物品作业一定年限的劳动者进行岗位轮换的。

第八章　附　　则

第七十条　涉及作业场所使用有毒物品可能产生职业中毒危害的劳动保护的有关事项，本条例未作规定的，依照职业病防治法和其他有关法律、行政法规的规定执行。

有毒物品的生产、经营、储存、运输、使用和废弃处置的安全管理，依照危险化学品安全管理条例执行。

第七十一条　本条例自公布之日起施行。

附录三　相关法规、规章和规范性文件目录

序号	名　　称
法　　规	
1	《中华人民共和国尘肺病防治条例》(国务院令第 105 号)
2	《放射性同位素与射线装置安全和防护条例》(国务院令第 449 号)
3	《工伤保险条例》(国务院令第 586 号)
4	《危险化学品安全管理条例》(国务院令第 591 号)
5	《女职工劳动保护特别规定》(国务院令第 619 号)
规　　章	
6	《职业病诊断与鉴定管理办法》(卫生部令第 91 号)
规 范 性 文 件	
7	《职业病分类和目录》(国卫疾控发〔2013〕48 号)
8	《职业病危害因素分类目录》(国卫疾控发〔2015〕92 号)
9	《工业企业职工听力保护规范》(卫法监发〔1999〕第 620 号)
10	《危险化学品目录 (2015 版)》
11	《耐火材料行业规范条件》(2014 年本)

附录四　相关国家标准目录

序号	名　　　称
1	《呼吸防护用品　自吸过滤式防颗粒物呼吸器》(GB 2626—2006)
2	《呼吸防护　自吸过滤式防毒面具》(GB 2890—2009)
3	《电离辐射防护与辐射源安全基本标准》(GB 18871—2002)
4	《耐火材料企业防尘规程》(GB 12434—2008)
5	《高温作业分级》(GB/T 4200—2008)
6	《粉尘作业场所危害程度分级》(GB/T 5817—2009)
7	《个体防护装备选用规范》(GB/T 11651—2008)
8	《排风罩的分类及技术条件》(GB/T 16758—2008)
9	《机械振动与冲击　人体暴露于全身振动的评价　第1部分：一般要求》(GB/T 13441.1—2007)
10	《呼吸防护用品的选择、使用与维护》(GB/T 18664—2002)
11	《护听器的选择指南》(GB/T 23466—2009)
12	《个体防护装备配备基本要求》(GB/T 29510—2013)
13	《手部防护　防护手套的选择、使用和维护指南》(GB/T 29512—2013)
14	《生产经营单位生产安全事故应急预案编制导则》(GB/T 29639—2013)
15	《工业企业噪声控制设计规范》(GB/T 50087—2013)

附录五　相关职业卫生标准和

行业标准目录

序号	名　　　称
职 业 卫 生 标 准	
1	《工业企业设计卫生标准》(GBZ 1—2010)
2	《工作场所有害因素职业接触限值　第1部分：化学有害因素》(GBZ 2.1—2007)
3	《工作场所有害因素职业接触限值　第2部分：物理因素》(GBZ 2.2—2007)
4	《工作场所职业病危害警示标识》(GBZ 158—2003)
5	《职业健康监护技术规范》(GBZ 188—2014)
6	《工作场所防止职业中毒卫生工程防护措施规范》(GBZ/T 194—2007)
7	《高毒物品作业岗位职业病危害告知规范》(GBZ/T 203—2007)
8	《高毒物品作业岗位职业病危害信息指南》(GBZ/T 204—2007)
9	《工作场所有毒气体检测报警装置设置规范》(GBZ/T 223—2009)
10	《职业卫生名词术语》(GBZ/T 224—2010)
11	《用人单位职业病防治指南》(GBZ/T 225—2010)
12	《职业性接触毒物危害程度分级》(GBZ 230—2010)
13	《职业性爆震聋的诊断》(GBZ/T 238—2011)
14	《放射工作人员职业健康监护技术规范》(GBZ 235—2011)
行 业 标 准	
15	《防震手套一般技术条件》(LD 2—1991)
16	《劳动防护用品分类与代码》(LD/T 75—1995)

附录六　常用职业病危害警示标识和
设　置　地　点

标识类别	名称及图形符号	设　置　地　点
禁止标识	禁止入内	可能引起职业病危害的工作场所入口处或泄险区周边，如 X 射线探伤区；或可能产生职业病危害的设备发生故障时；或维护、检修存在有毒物品的生产装置时，根据现场实际情况设置
	禁止停留	在特殊情况下，对作业人员具有直接危害的工作场所
	禁止启动	可能引起职业病危害的设备暂停使用或维修时，如设备检修、更换零件等，设置在该设备附近
警告标识	当心弧光	电焊作业等引起电光性眼炎的工作场所
	当心电离辐射	X 射线检测区等产生电离辐射危害的工作场所

171

（续）

标识类别	名称及图形符号	设 置 地 点
警告标识	注意防尘	所有产生粉尘的工作场所
	注意高温	干燥、煅烧、熔化、浇铸、退火等高温工作场所
	当心有毒气体	干燥、煅烧、熔化等存在有毒气体的工作场所
	噪声有害	所有产生噪声的工作场所
指令标识	戴防毒面具	干燥、煅烧、熔化等可能产生职业中毒的工作场所
	戴防尘口罩	所有产生粉尘的工作场所

（续）

标识类别	名称及图形符号	设 置 地 点
指令标识	戴护耳器	所有产生噪声的工作场所
	戴防护手套	需对手部进行保护的工作场所
	穿防护鞋	需对脚部进行保护的工作场所
	穿防护服	具有放射、高温及其他需穿防护服的工作场所
	注意通风	存在有毒物品和粉尘等需要进行通风处理的工作场所
提示标识	急救站	用人单位设立的紧急医学救助场所

（续）

标识类别	名称及图形符号	设 置 地 点
提示标识	救援电话	救援电话附近
警示线	红色警示线	高毒物品作业场所、放射作业场所、紧邻事故危害源周边
	黄色警示线	一般有毒物品作业场所、紧邻事故危害区域的周边
	绿色警示线	事故现场救援区域的周边

参 考 文 献

[1] 徐殿利，王守业．"十三五"期间耐火材料行业发展相关问题的思考 [J]．耐火材料，2016 (50)．

[2] 徐殿利．新常态下的耐火材料工业 [J]．耐火材料，2015，49 (4)．

[3] 李朋娟．郑州市 2 家耐火材料企业职业卫生现状 [D]．2014．

[4] 于冬雪，王冬冬，赵秀君，等．鞍钢耐火材料公司粉尘危害调查分析 [J]．工业卫生与职业病，1999 (09)．

[5] 李登九，钱声芬，王晓芳，等．乡镇企业耐火材料厂通风除尘措施的探讨 [J]．劳动保护科学技术，2000 (01)．

[6] 傅华，朱靳良，叶葶葶，等．耐火材料厂工作有关疾病患病率调查 [J]．劳动医学，1996 (02)．

[7] 邢宝林．洛阳耐火材料企业职工死因构成比分析 [J]．河南预防医学杂志，2002 (04)．

[8] 王龙，张连花．唐钢耐火材料厂工人死亡原因分析 [J]．职业与健康，2000 (11)．

[9] 王灿．我国职业卫生的现状与对策[J]．沈阳医学学报，2015(01)．

[10] 徐平坤，魏国钊．耐火材料新工艺技术 [M]．北京：冶金工业出版社，2005．

[11] 郝小勇，范盎华．硅酸锆中放射性元素分析 [J]．北京：佛山陶瓷，2009 (130)．

[12] 宋希文，侯谨，安胜利．耐火材料工艺学 [M]．北京：化学工业出版社，2008．

[13] 李楠，顾华志，赵惠忠．耐火材料学[M]．北京：冶金工业出版社，2010．

[14] 马骏，李涛．实用职业卫生学[M]．北京：煤炭工业出版社，2017．